食事療法はじめの一歩シリーズ

ゆるい制限で、無理なく続ける

腎臓病の満足ごはん

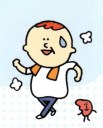

女子栄養大学出版部

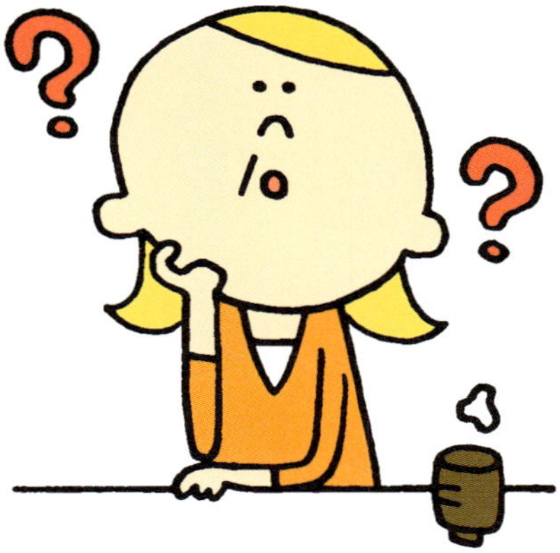

慢性腎臓病は食事制限が必要なの？

▼慢性腎臓病（ＣＫＤ）はステージ（重症度）に合わせて、たんぱく質と塩分の摂取量に注意が必要です。この本では各ステージに合わせたおいしいレシピを紹介しています。

おすすめです

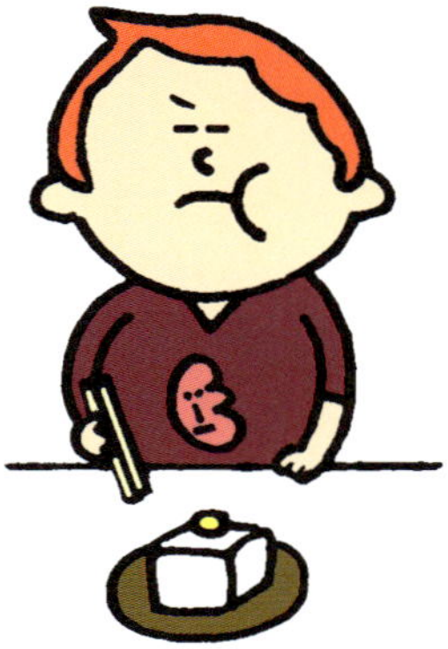

食べる量を減らしたほうがいいの？

▼食事制限と聞くと、極端にエネルギーを減らして栄養不足になってしまう人も少なくありません。しかし、じつはエネルギー不足は、かえって腎臓に負担をかけることになるのです。この本を参考に、適量のエネルギー摂取を心がけましょう。

お酒を飲んだらいけないのでしょうか……

▼この本では、「無理のない食事療法」を推奨しています。ですから、度を超さなければ飲酒をしてもかまいません。ただし、おつまみの塩分には要注意。塩分控えめの料理といっしょに飲むようにしましょう。

食事療法を始めるかたへ

健康診断などで「腎臓の機能が落ちています」「尿に異常があります」といわれたかたも、ご自分の体調に変化を感じているかたはほとんどいないと思います。そのため、まじめに医療機関を受診されたかたは「食事を中心に生活を見直しましょう」といわれて、何か釈然としない気持ちがあるのではないでしょうか。

また、医師のアドバイスに従って生活を少しずつ変えても、それで体調がよくなったり、目に見えて数値がよくなることはなかなかありません。それでも生活習慣を整えることが腎臓を守っているのはまちがいありませんので、続けていただくように指導しています。なかなか成果が出にくいので、「できることを続ける」ことがたいせつですと患者さんに伝えています。

食生活を変えるのにいちばんの難関は「おいしいものが食べられなくなる」という気持ちです。では「おいしいもの」ってなんでしょうか？ も

この本は、こんな人に

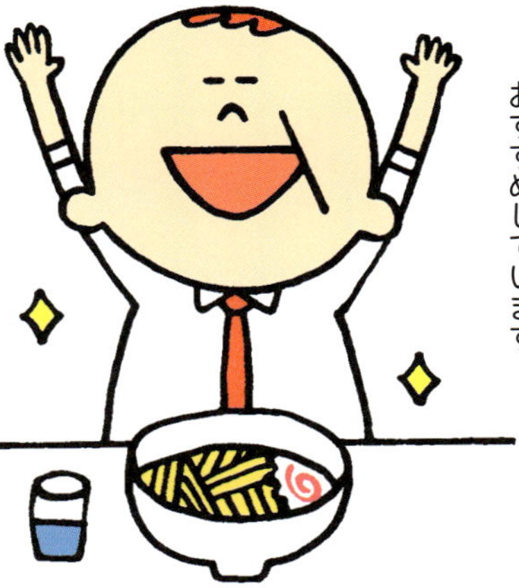

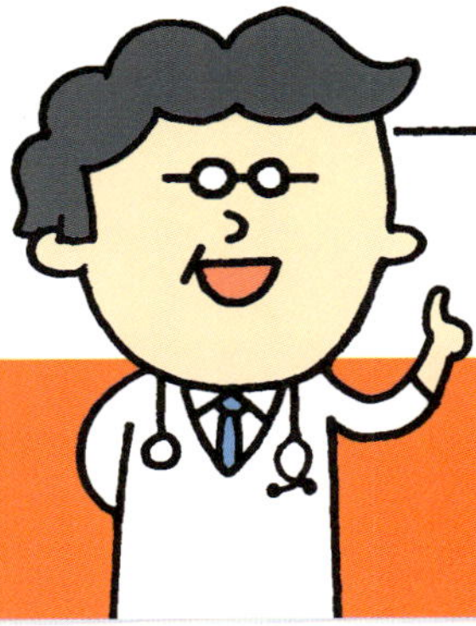

食事療法中でもたまには外食したい……

▼毎食、家で手作りすることがストレスになる人も多いでしょう。食事療法でたいせつなのは「続ける」こと。この本では、メニューや食べ方をくふうして外食もとり入れながら、無理なく続けられる食事療法をおすすめしています。

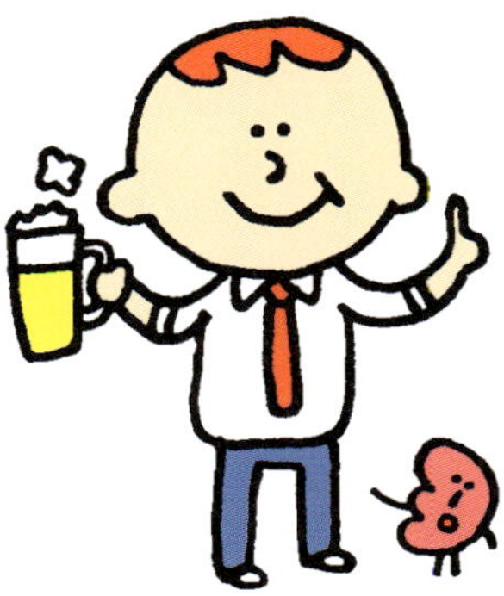

献立を立てるときなにに気をつければよいかわからない……

▼この本では、たんぱく質と塩分のとりすぎを防ぐ、バランスのよい一日の献立例を紹介しています。初めて食事療法をする人も簡単にとり組んでいただけます。

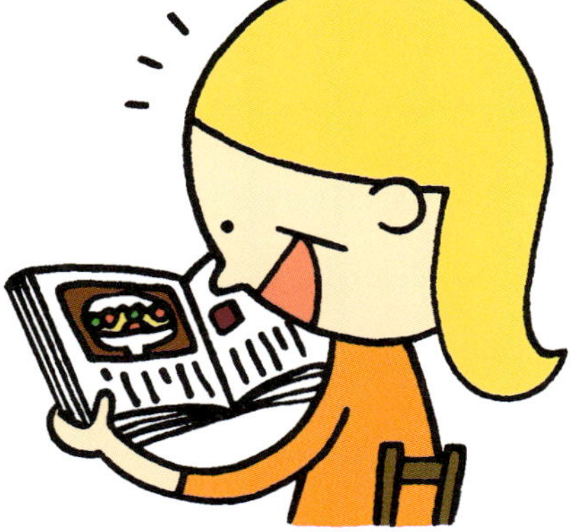

ちろん高価な食事もおいしいのですが、いちばんはやはり自分に慣れ親しんだ味つけです。それを変えるのはたいへんに思えますが、患者さんにやっていただくことなので、私自身も食塩を減らした生活を始めたところ、1か月くらいで味覚が変わりました。減塩食も普通の外食もおいしくいただけるようになりました。むしろ味覚に関しては世界が広がって得をした気分です。ちょっとした気持ちで始めたことですが、これなら生涯続けられると思っています。

　私の場合は食塩でしたが、皆さんは食べすぎに注意するとか、揚げ物をとりすぎないとか、別のことから始めてもよいのです。この本の料理を担当した当大学病院の管理栄養士の榎本さんの作る食事を病院の役目でときどきいただきますが、とてもおいしいので皆さんの役に立つと思います。これをヒントに自分で続けられることを見つけてください。

東京医科大学 腎臓内科学分野主任教授
同病院副院長 菅野義彦

Contents

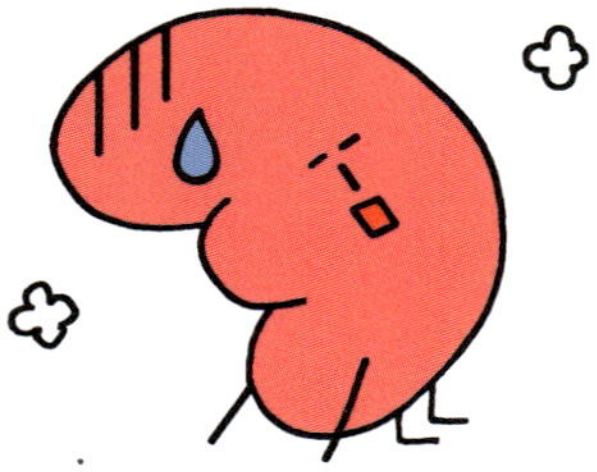

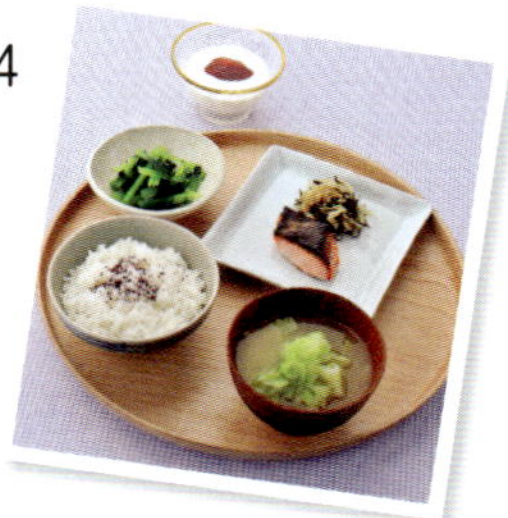

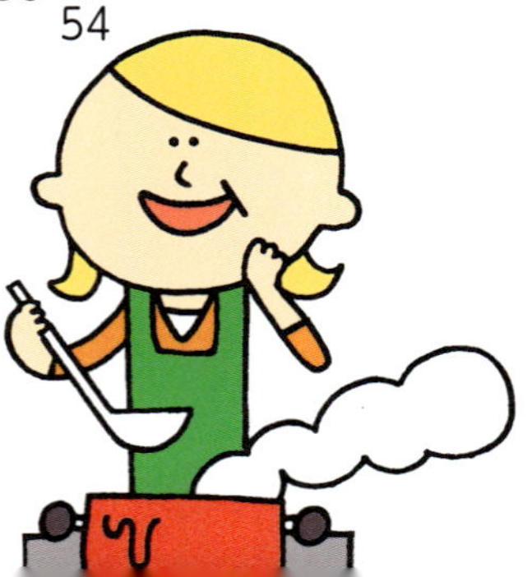

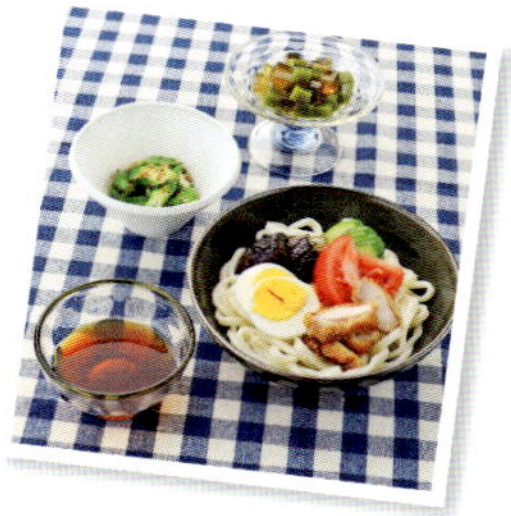

ステージG3b たんぱく質制限・減塩食事献立

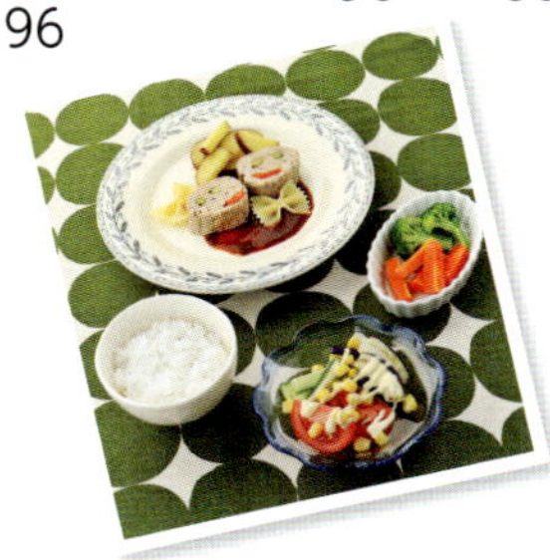

低たんぱく質・減塩の差しかえ料理

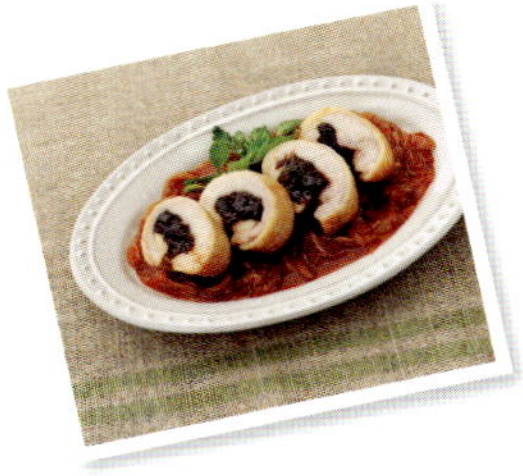

本書の使い方

レシピについて

一日の献立作りのヒントになる組み合わせ例

主菜や副菜をどのように組み合わせればバランスのよい献立になるか、具体的な一日の献立例を紹介しています。

朝食

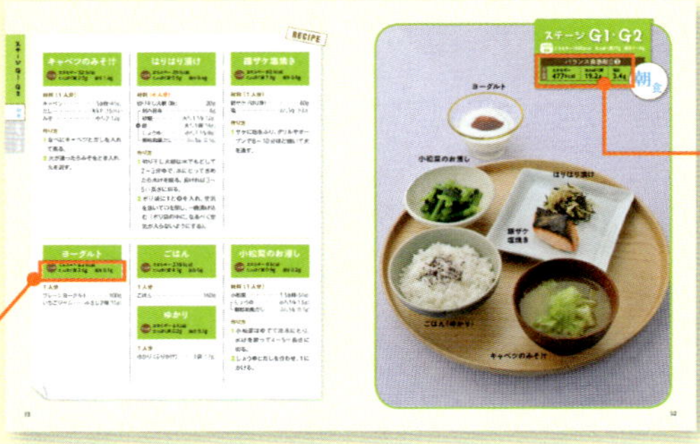

1食ごとに栄養成分を表示

1人1食分のエネルギー、たんぱく質、塩分の総量を表示してあります。

料理ごとに栄養成分を表示

1人分のエネルギー、たんぱく質、塩分の量を表示してあります。

昼食

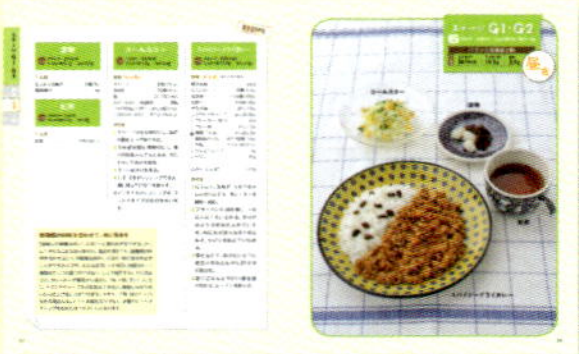

夕食

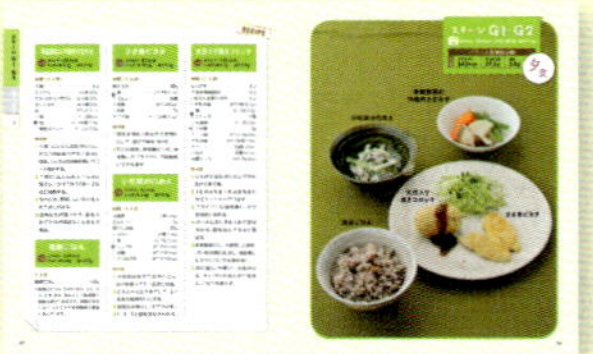

- 食品（肉、魚介、野菜、くだものなど）の重量は、特に表記がない場合は、すべて正味重量です。正味重量とは、皮、骨、殻、芯、種など、食べない部分を除いた、実際に口に入る重量のことです。
- 材料の計量は、標準計量カップ・スプーンを使用しました。1カップ＝200mℓ（A）、大さじ1＝15mℓ（B）、小さじ1＝5mℓ（C）、ミニスプーン※1＝1mℓ（D）、が基準です。

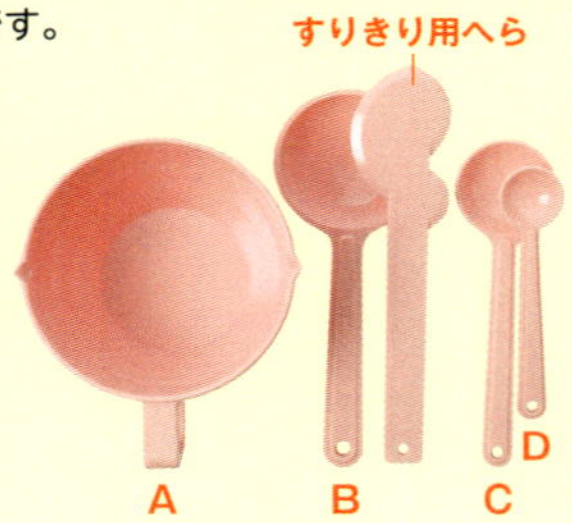

- フライパンはフッ素樹脂加工のものを使用しました。
- 電子レンジは、600W のものを使用しました。お使いの電子レンジの W 数がこれより小さい場合は加熱時間を長めに、大きい場合は短めにしてください。
- 調味料は特に表記のない場合は、塩＝精製塩（食塩 小さじ1＝6g ミニスプーン1＝1.2g）、砂糖＝上白糖、酢＝穀物酢、しょうゆ＝濃い口しょうゆ、みそ＝淡色辛みそや赤色辛みそを使っています。また、この本では、減塩調味料も使っており、材料表中に緑色で示しています。商品の詳細については 82、83ページで説明しています。
- だしはこんぶやカツオ節、鶏がらなどでとったものです。

そのほかの表記について

材料

材料は、「**1人分**」を基本に表示していますが、レシピによっては作りやすい分量として「**4人分**」で表示しているものもあります。4人分で調理した際はでき上がりを4等分にした量を、1人分として召し上がってください。

エネルギーとカロリー

エネルギーの量を表す単位がカロリー（cal）。1ℓの水を1℃上げるのに必要なエネルギー量が 1kcal です。本書では、基本的にカロリー表記ではなく、「エネルギー」「エネルギー量」と表記しています。

塩分とは

「塩分」とは、食塩相当量のこと。本書でも「塩分量」として表記されている重量は、食塩相当量（g）です。これは、食品に含まれるナトリウム量（mg）を合算した値に 2.54 を掛けて 1000 で割ったもの。たとえばナトリウム量 2200mg の食品の場合は、2200 × 2.54 ÷ 1000 ≒ 5.6g となります。

※ミニスプーン（1mℓ）は、少量の調味料などを計ることができるので便利。
価格／1本148円（税別）　販売先／女子栄養大学代理部　お問い合わせ TEL**03-3949-9371**

PART
1

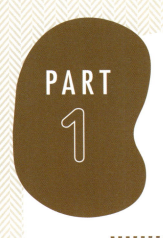

腎臓病ってどんな病気？

「肝腎かなめ」の腎臓ですが、心臓や肝臓に比べて
その病気についてはあまり知られていません。
「腎臓が悪いかもしれません」と健康診断などでいわれても
ピンと来ない人のほうが多いのではないでしょうか？
腎臓はあなたの身体のどこでなにをしているのでしょう？
そして悪くなるとどのように困るのでしょうか？

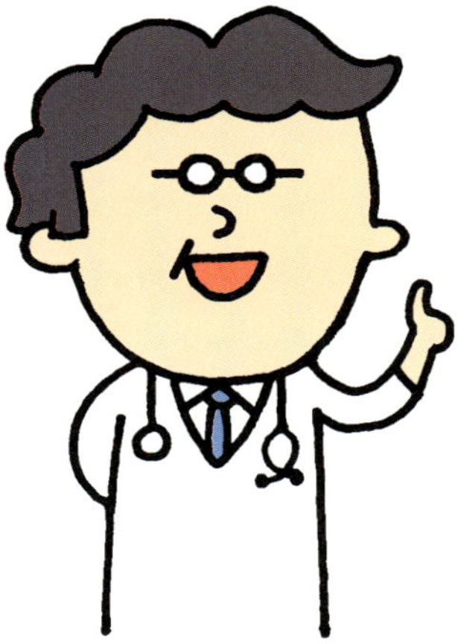

病気の基礎知識 1

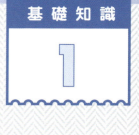

「腎臓」ってなにをするところ?

たいせつな働き者の臓器、腎臓!

背中側の左右の腰の上に
1つずつあるそら豆の
ような形の臓器。

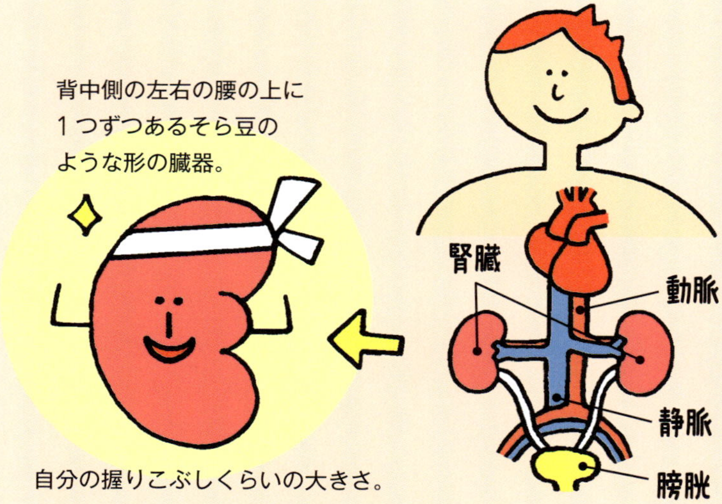

自分の握りこぶしくらいの大きさ。

腎臓のおもな働き

1 血液を濾過《ろか》し、尿を作る

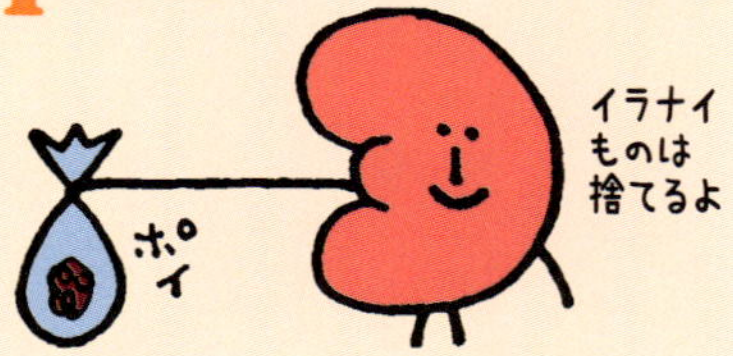

2 体内の水分量のコントロール

3 ホルモンを分泌《ぶんぴつ》する など

尿を作って老廃物を捨てる

腎臓は身体の状態を正常に保つために大事な働きをする臓器です。腎臓の最もたいせつな役割が「尿を作って体内の老廃物や余分な水分を捨てる」ことです。つまり腎臓は「尿を作る臓器」なのです。

じつは、尿を作る材料は血液です。心臓から動脈によって腎臓に送られてくる血液には、身体を作るさいに細胞が活動したことでできるゴミ（老廃物や余分な水分）がたくさん含まれています。腎臓が悪くなると尿が作れなくなり、ゴミを捨てることができず、血液中に蓄積されます。残念なことに、腎臓は一度悪くなると元の状態に戻るのがむずかしい臓器なのです。

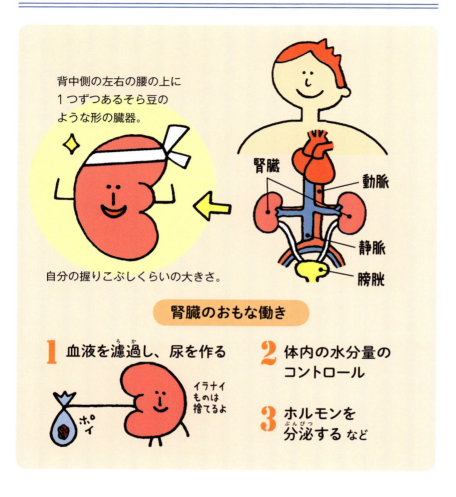

腎臓はしっかり働いてますか？

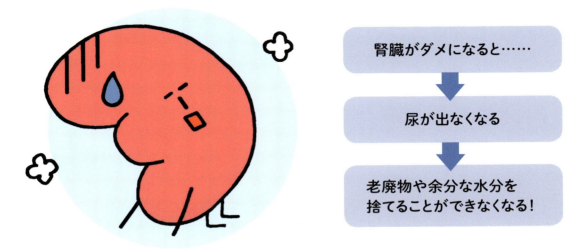

腎臓がダメになると……

↓

尿が出なくなる

↓

老廃物や余分な水分を捨てることができなくなる！

尿が出なくなってから、病院に行くのでは手遅れ！
そうなる前に、尿検査を！

尿検査でココをチェック！

	正常	再検査が必要	くわしい検査が必要
尿たんぱく	「－」（1日0.15g未満）	「±」「＋」	「2+」
尿潜血（血尿）	「－」	「＋」	

年に２～３回尿検査をするのがベスト！

病気のサインは尿に出る

視力が悪くなると見えづらくなったり、聴力が悪くなると聞こえづらくなったりしますが、腎臓の不調は単純に「尿が出る、出ない」がいちばんの病気のサインになります。

とはいえ、私たちは日ごろから尿の量を意識してはいません。「昨日、何ℓ尿が出ましたか」と聞かれて即答できる人は、まずいないでしょう。尿が出なくなっていることを自覚できる状態では、手遅れです。

そうなる前に、尿検査を受けましょう。一般的に、腎臓に障害があるかどうかは尿たんぱくを調べます。「－」なら問題はなく、「2+」以上であれば、くわしい検査が必要です。かぜなどの体調により「±」や「＋」が出ることがあるので、「±」や「＋」の場合は再検査となります。検査は健康診断のさいに年1回しか受けない人が多いと思いますが、できれば年に2～3回受け、定期的に尿の状態をチェックすることをおすすめします。

症状がないまま進む腎臓病

腎臓病は悪化するのに時間がかかる

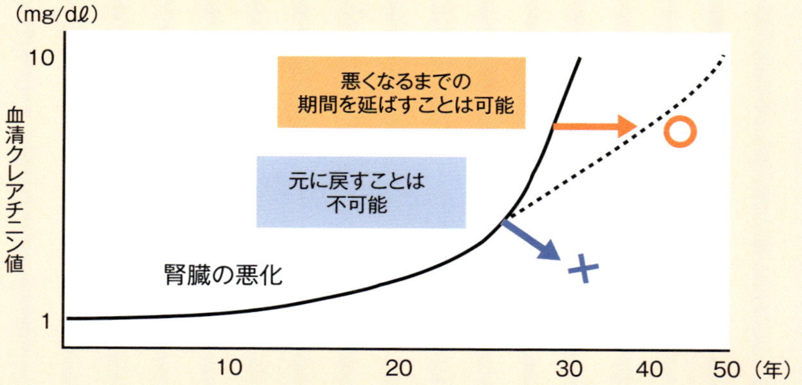

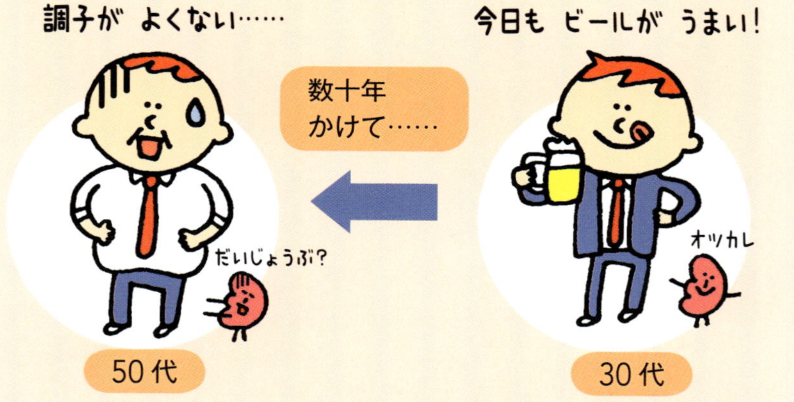

腎臓病は進行が遅く、治らない病気

腎臓病の特徴の一つは病気が発症してから悪くなるまでに時間がかかることです。糖尿病や高血圧を合併していなければ、尿の異常が発見されて腎不全になるまで数十年かかることもあります。ただ自覚症状がないため、進行してから見つかった場合には急に悪くなったように見えます。

もう一つは残念ながら治らないということです。上のグラフのように一度悪くなった腎臓を元に戻すことはできませんが、治療することで悪くなるまでの期間を延ばすことは可能です。ほかの病気のように症状や数値がよくなることも少ないので張り合いがないかもしれませんが、通院をやめてしまってはいけません。

こんな症状が出たら黄色信号

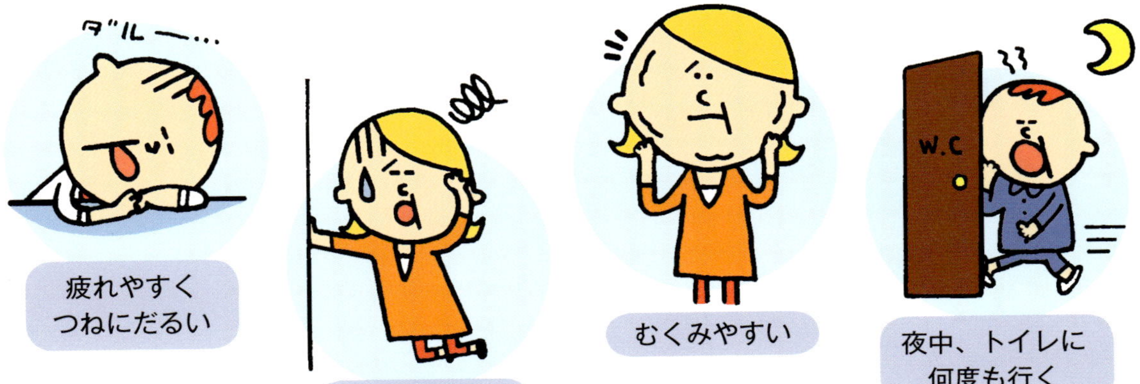

疲れやすく
つねにだるい

貧血

むくみやすい

夜中、トイレに
何度も行く

かなり進行しており、ほうっておくと、腎不全になり、透析治療に……

透析って?

透析治療は腎不全を治すわけではない。あくまでも器械などが腎臓の代わりをしているだけ。食事などで体内に入ったもののうち、血液中の老廃物や余分な水分とカリウムなどを除去する。

血液透析（ＨＤ）

腕の血管から血液を体外にとり出し、透析器に通して血液内の老廃物をとり除く。きれいになった血液は再び体内に戻される。

腹膜透析（CAPD）

腹部の臓器をおおっている腹膜を利用。カテーテルで腹膜に透析液を注入し、老廃物などを透析液に移動させ、その後、透析液を排出する。

本人に自覚症状がないことが特徴

腎臓に障害が起こっても、初期はほとんど無症状です。そのため腎臓病の人は「自分が病気であるという認識」を持ちづらい傾向があります。病気が少し進行すると、むくみが出てくることがあります。さらに進行すると疲れやすくなったり、だるさを感じたりすることもありますが、身体に痛みは感じないので、通院や治療に対して消極的になりがちです。

食欲不振、吐きけ、嘔吐、呼吸がしづらくなる、便秘、下痢、不眠、かゆみなど、生活に支障が出るような症状が現れるころには、腎臓病はかなり進行しています。この時点ですでに腎不全に陥っていることも多く、すぐに透析療法を受けなければならない状態である場合も少なくありません。透析療法を行うことになれば、今までと同じ日常生活を送ることがむずかしくなります。透析療法が必要にならないように適切な治療を受けることが肝心です。

病気の基礎知識

3

あなたはどの段階？

血液検査はココをチェック！

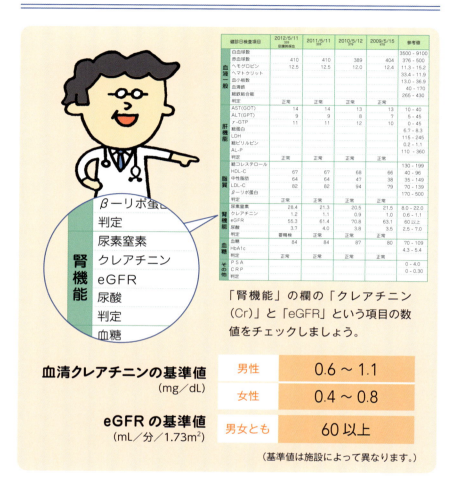

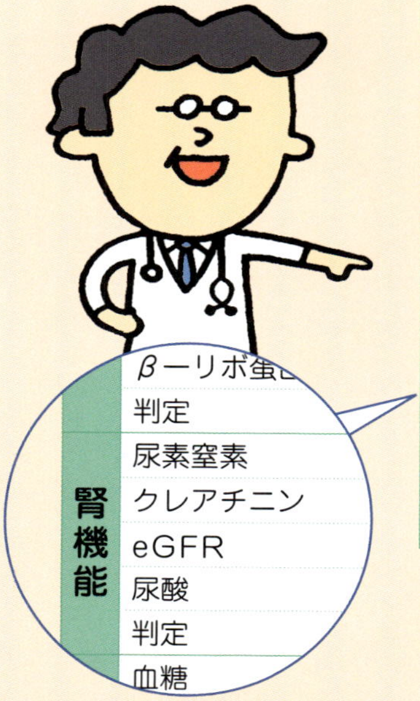

健診日検査項目		2012/5/11 328 空腹時採血	2011/5/11 328	2010/5/12 379	2009/5/15 479	参考値
血液一般	白血球数					3500 - 9100
	赤血球数	410	410	389	404	376 - 500
	ヘモグロビン	12.5	12.5	12.0	12.4	11.3 - 15.2
	ヘマトクリット					33.4 - 11.9
	血小板数					13.0 - 36.9
	血清鉄					40 - 170
	総鉄結合能					265 - 430
	判定	正常	正常	正常	正常	
肝機能	AST(GOT)	14	14	13	13	10 - 40
	ALT(GPT)	9	9	8	7	5 - 45
	γ-GTP	11	11	12	10	0 - 45
	総蛋白					6.7 - 8.3
	LDH					115 - 245
	総ビリルビン					0.2 - 1.1
	AL-P					110 - 360
	判定	正常	正常	正常	正常	
脂質	総コレステロール					130 - 199
	HDL-C	67	67	68	66	40 - 96
	中性脂肪	64	64	47	38	35 - 149
	LDL-C	82	82	94	79	70 - 139
	βーリポ蛋白					170 - 500
	判定	正常	正常	正常	正常	
腎機能	尿素窒素	28.4	21.3	20.5	21.5	8.0 - 22.0
	クレアチニン	1.2	1.1	0.9	1.0	0.6 - 1.1
	eGFR	55.3	61.4	70.8	63.1	60 以上
	尿酸	3.7	4.0	3.8	3.5	2.5 - 7.0
	判定	要精検	正常	正常	正常	
血糖	血糖	84	84	87	80	70 - 109
	HbA1c					4.3 - 5.4
	判定	正常	正常	正常	正常	
その他	PSA					0 - 4.0
	CRP					0 - 0.30
	判定					

「腎機能」の欄の「クレアチニン（Cr）」と「eGFR」という項目の数値をチェックしましょう。

血清クレアチニンの基準値（mg／dL）	男性	0.6 ～ 1.1
	女性	0.4 ～ 0.8
eGFR の基準値（mL／分／1.73m²）	男女とも	60 以上

（基準値は施設によって異なります。）

血清クレアチニン値とGFR値

腎臓の働き具合を判断するには、これまで血清クレアチニン値が使われてきました。クレアチニンは、筋肉中のたんぱく質を分解したさいに出る物質です。体にとって不要なものなので、腎臓がしっかり働いていれば、尿から体外に排出されますが、腎機能が落ちていると血液の中に残るため、血液中のクレアチニン濃度が上がります。しかし、腎機能が少しだけ落ちている状態だと、数値が正常値とあまり変わらないため、患者さんも医師も異常に気づかず、病気の初期段階を見落としてしまうおそれがありました。正確な腎機能を表すのは、クリアランス検査によって測定するGFR（糸球体ろ過値）ですが、手間と時間がかかります。

eGFRって何だ？

eGFRのeは「estimated（推定）」の略。eGFRは、おおよそのGFRを示します。クレアチニンの量には、体格や年齢によって個人差があるため、年齢・性別によって補正した値がeGFRです。

eGFRとGFR区分は、36ページの早見表でチェック！

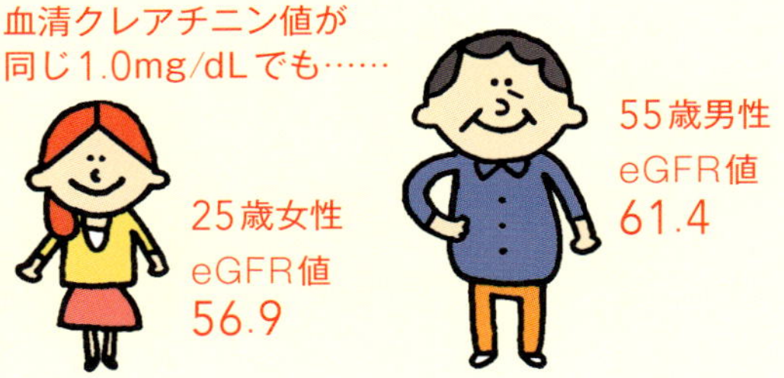
血清クレアチニン値が同じ1.0mg/dLでも……
25歳女性
eGFR値
56.9
55歳男性
eGFR値
61.4

●慢性腎臓病（CKD）の重症度分類

※末期腎不全や心血管死亡発症のリスクは緑■のステージを基準に、黄■、オレンジ■、赤■の順に上昇します。

原疾患		たんぱく尿分類		A1	A2	A3
糖尿病		尿アルブミン定量（mg/日） 尿アルブミン/クレアチニン比（mg/gCr）		正常	微量アルブミン尿	顕性アルブミン尿
				30未満	30～299	300以上
高血圧、腎炎、多発性嚢胞腎、移植腎、不明、その他		尿たんぱく定量（g/日） 尿たんぱく/クレアチニン比（g/gCr）		正常	軽度たんぱく尿	高度たんぱく尿
				0.15未満	0.15～0.49	0.50以上
GFR区分 eGFR (mL/分/1.73m^2)	G1	正常	90以上			
	G2	正常または軽度低下	60～89			
	G3a	軽度～中等度低下	45～59			
	G3b	中等度～高度低下	30～44			
	G4	高度低下	15～29			
	G5	末期腎不全（ESRD）	15未満			

食事療法を考える基準となる腎機能は、Gステージです。

eGFR値に加え、尿たんぱく量も重要

そこで最近は、血清クレアチニン値からGFRの近似値を算出する方法が使われています。このGFR近似値のことを「eGFR（推算糸球体ろ過値）」といいます。

また最近では、腎機能（eGFR値）が同じでも、尿たんぱくの量によって、将来腎不全になるリスクやそれに伴い心筋梗塞などの心血管系イベントを起こすリスクが変わることがわかってきました。そのため、腎臓の状態は、eGFRと尿たんぱく量から、「G2A3」といった表し方をするようになりました。

eGFRを上げて元に戻すような治療法はまだありませんが、尿たんぱく量を減らす治療法は、食事療法のほかに、降圧薬や糖尿病の薬の一種を用いる薬物療法があります。尿たんぱくは、その時点で腎臓にかかっている負担の大きさと考えられますので、これを減らすことで腎機能を保護できると考えられています。

治療は3本柱で

自分に合った治療法を組み立てよう！

自己管理
血圧や血糖、体重を測定し、自分の身体の状態を毎日チェックすることを習慣づける。

薬
高血圧の人は血圧を下げる、血糖値が高い人は血糖を下げるなど、既往症の改善で腎臓への負担を減らす。

食事
塩分を控えて栄養バランスに気をつけ、必要に応じてたんぱく質も制限する。腎臓に負担をかけない食事を心がける。

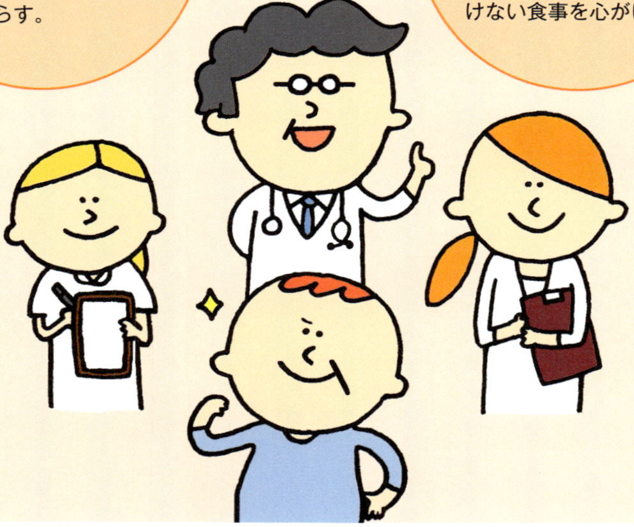

医師、看護師、栄養士とチームを組んで

残念ながら、慢性腎臓病の治療に特効薬はありません。現代の医学では、腎臓は一度悪くなると元の元気な状態に戻すことはできないのです。

慢性腎臓病の治療は「現在の腎臓の機能を維持する」ことが目標となります。そのためには、「腎臓に負担をかけないこと」が第一です。高血圧や糖尿病を合併している場合は、これらの病気が腎臓に負担をかけるため、それらの症状を悪化させない生活が重要です。処方された薬をきちんと服用すること、腎臓に負担をかけない食事をとることが基本です。

また、自宅でも血圧や血糖を自分で測定し、自己管理の意識を強く持つことも重要です。

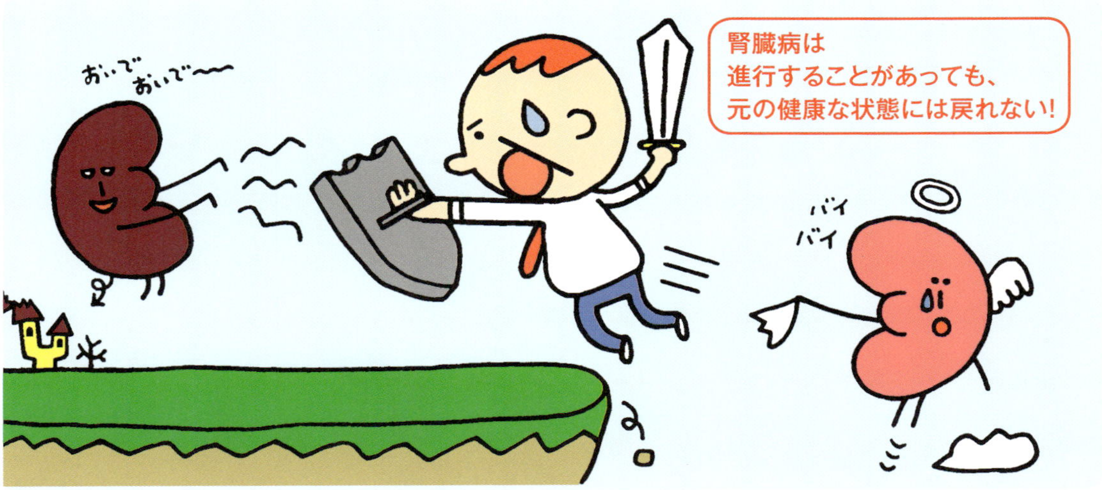
おいで おいで〜〜
腎臓病は
進行することがあっても、
元の健康な状態には戻れない!
バイバイ

だから、 腎臓に負担をかけないことが大事!

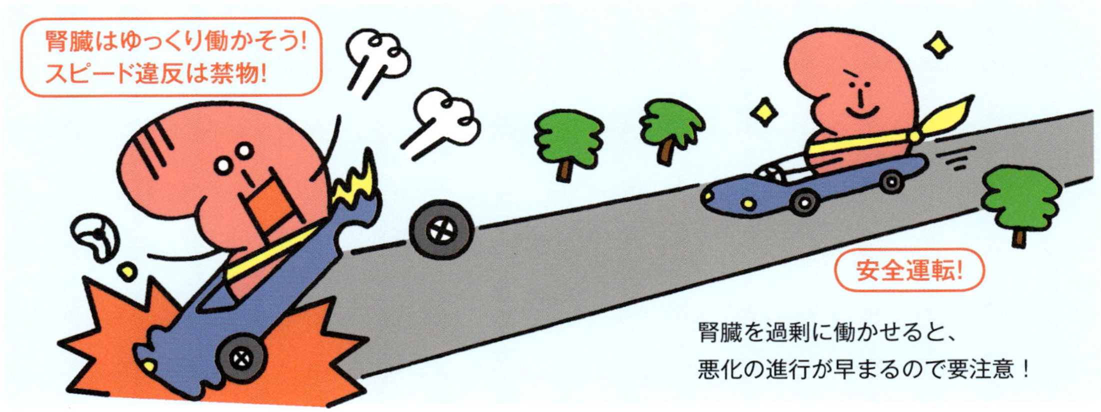
腎臓はゆっくり働かそう!
スピード違反は禁物!
安全運転!
腎臓を過剰に働かせると、
悪化の進行が早まるので要注意！

腎臓に負担をかけないことが大事

治療の中で最も重要なのが、食事です。「塩分」や「たんぱく質」のとりすぎは腎臓に負担をかけるため、注意しなければなりません（22ページからくわしく説明）。

そのほかに腎臓に負担をかける原因の一つが「脱水」です。炎天下での運動や作業中だけでなく、かぜなどの発熱による脱水にも気をつけなければなりません。脱水症状を起こすと、体内の血液量が減って腎臓への血流も低下し、濾過《ろか》される尿量が減ることで、老廃物がたまります。

また、かぜのときにのむ解熱鎮痛薬なども、腎臓に負担をかける場合があります。何日ものみ続けると、腎臓病が急激に進行する可能性もあるので、長引くかぜは医師に相談したほうがよいでしょう。このように、かぜをひかないようにするなど、日常的な健康管理をしっかりすることも、腎臓に負担をかけないための重要なポイントなのです。

規則正しい生活を

毎日の血圧管理が重要！

腎臓と血圧は密接に関係します。血圧が高い状態が続くと腎機能が低下し、腎機能が低下するとさらに血圧が上がるという悪循環に陥ります。最近では降圧薬の性能が上がったため、薬の影響で血圧が下がりすぎることがあり、これも腎臓にはよくありません。

腎臓の様子を自分で知ることはむずかしいですが(11ページ)、血圧は毎日自宅で測定することができます。適正な血圧は年齢や、性別、腎機能によって変わり、新聞や雑誌に正常値とある数値は目安にすぎません。自分の適正な血圧を主治医に確認しましょう。身体は機械ではないので、多少の変動は心配ありません。

血圧管理の３つのポイント

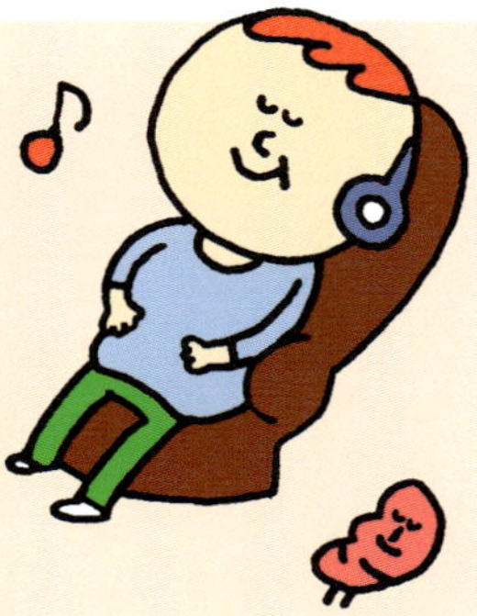

1 血圧を上げない

血圧が上がると腎機能が低下します。また、腎機能が低下すると血圧が上がります。

2 睡眠をしっかりとる

寝不足によって、血圧が上がります。過労は腎臓にとってダメージになります。

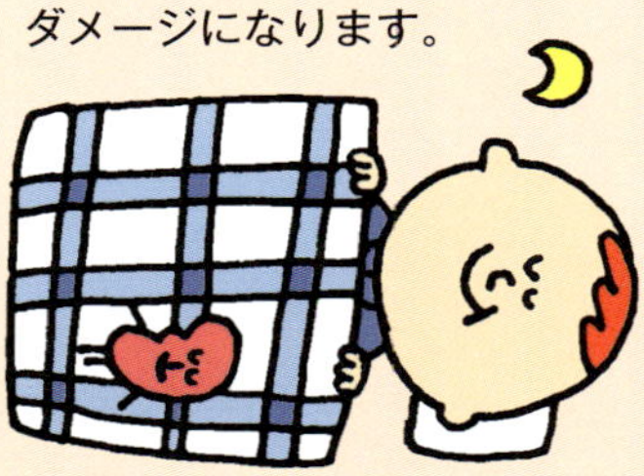

3 適度な運動

血圧管理の基本は食事と運動の生活改善です。血圧が安定すれば、薬も減らせることがあります。

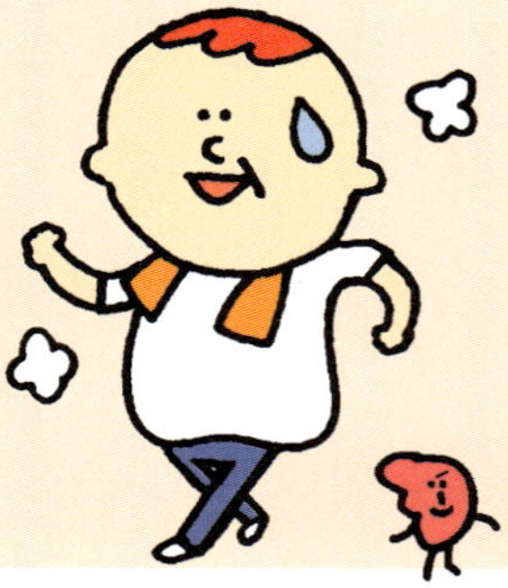

慢性腎臓病における血圧の目安

130mmHg／80mmHg

収縮期血圧　拡張期血圧

お酒もじょうずにつき合えればOK!

●おもなおつまみのエネルギーと塩分含有量

種類	エネルギー（kcal）	塩分（g）
枝豆（60g）	81	0.5
ポテトサラダ（110g）	195	0.6
ちくわの磯辺揚げ（35g）	249	0.7
じゃこおろし（90g）	37	0.7
揚げ出し豆腐（140g）	193	0.9
きんぴらごぼう（60g）	92	0.9
鶏もも肉のから揚げ（80g）	263	1.0
きゅうりの梅肉あえ（100g）	16	1.0
焼きギョーザ（45g）	290	1.1
イカリング揚げ（90g）	264	1.2

※１食分（１人分）の目安量です。

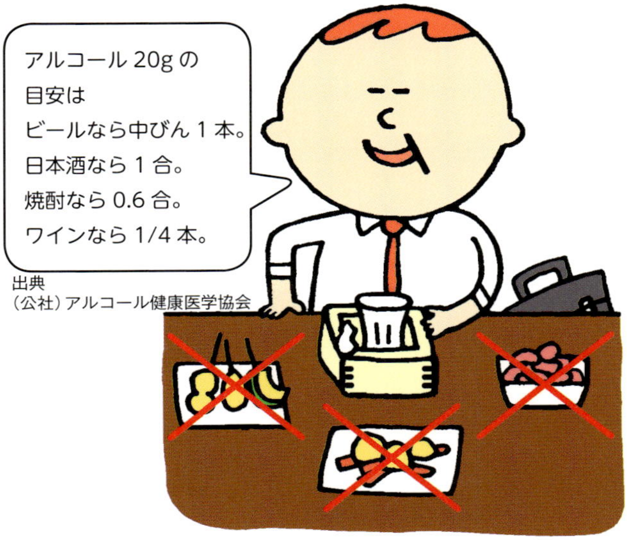
アルコール20gの目安は
ビールなら中びん１本。
日本酒なら１合。
焼酎なら0.6合。
ワインなら1/4本。

出典
（公社）アルコール健康医学協会

喫煙は心を鬼にしてやめましょう!

タバコは血管をいためます。心臓も腎臓も血管の仲間ですから、タバコは腎臓に直接の害になります。また、喫煙は血圧を上昇させるので、腎機能の低下にもつながります。

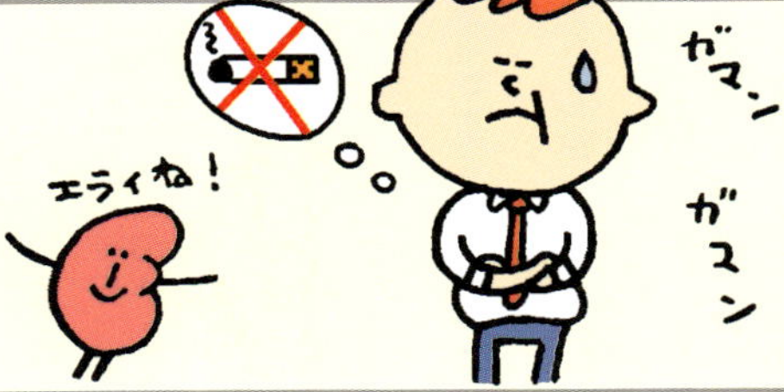

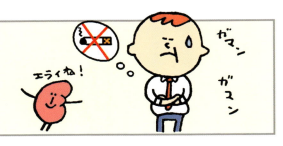

お酒は度を超さなければOK、タバコはNG

晩酌を生活の楽しみにしている人も多いと思います。お酒はアルコールと水分からできていますから、エネルギーがあるだけで、腎臓に直接悪さはしません。ただ、お酒は利尿作用があるので、飲みすぎたら水分補給をして、脱水にならないように気をつけましょう。もちろん肝臓への負担も考慮し、一日のアルコール摂取量は20g以下におさえましょう。

また、お酒を飲むさいに気をつけたいのがおつまみです。おつまみには食塩がたくさん含まれています。飲食店では、味つけの濃いおつまみが出てきます。気づかないうちに食塩をたくさんとってしまうことになりますので、注意が必要です。

一方、タバコは腎臓にとって直接の害になります。喫煙は血圧を上昇させるほか、腎臓の本体である毛細血管をいためます。喫煙習慣のある人は、思いきって禁煙することをおすすめします。

食事のポイント 1

食事療法を始める前に、自分の食生活を知ろう！

まずは３日間レコーディング！

献立・材料・目安量を記入して下さい。菓子類アルコールも忘れずに記入して下さい。

27年　8月29日　（土）				
	献立	材料	目安量・重量	栄養士メモ
朝食 時 分 自宅・外食	食パン コーヒー フルーツ	トースト バター ストレート バナナ	8枚切り1枚 1杯 1/2本	計
間食 時 分				計
昼食 時 分 自宅・外食	カレーライス サラダ	豚肉 じゃが芋 にんじん 玉ねぎ きゅうり レタス トマト	1皿	計
間食 時 分				計
夕食 時 分 自宅・外食	日本そば (温)	そば 油揚げ 小松菜 卵 そばつゆ		計
間食 時 分				計
合計				

27年　8月30日　（日）				
	献立	材料	目安量・重量	栄養士メモ
朝食 時 分 自宅・外食	食パン コーヒー 卵	トースト バター ストレート 目玉焼き レタス	8枚切り1枚 1杯 1個	計
間食 時 分				計
昼食 時 分 自宅・外食	チャーハン (五目) ギョーザ スープ	チャーハン ギョーザ 中華スープ	1人前	計
間食 時 分				計
夕食 時 分 自宅・外食	お好み焼き コーヒー フルーツ	イカ キャベツ 卵 小麦粉 油 ソース ストレート 桃・梨		計
間食 時 分				計
合計				

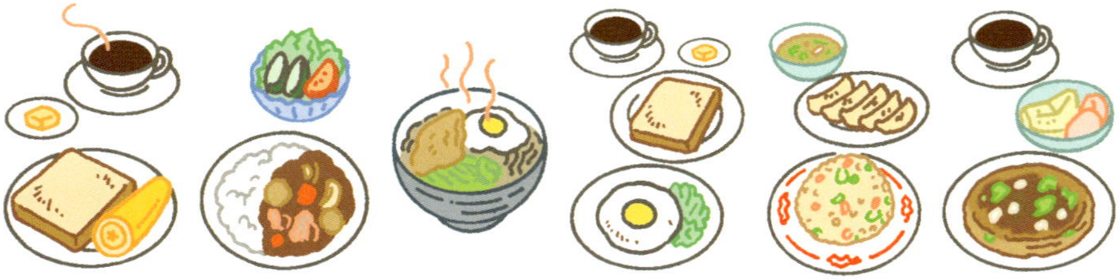

食事療法の前に、見直しと自覚を！

食事療法を始める前に、今までの自分の食生活を把握することから始めましょう。毎日３食、きちんと規則正しく食べているつもりの人でも、実際に記録してふり返ってみると、意外に間食が多かったり、食べる時間が不規則だったりと、それぞれに問題点が見つかり、今後の食事療法でなにに注意すればよいか自覚することができます。

とはいえ、食事をいちいち記録するのは、だれでもめんどうなものです。記録すること自体が目的ではないので、最初は食べたメニューが大まかにわかるくらいのメモでかまいません。慣れてきたら、重量も記録できるとなおよいでしょう。

●管理栄養士アドバイス！

栄養課題のポイントを絞り、できることから始めましょう。塩分制限をする場合なら、「①どんな料理で塩分をとっているかを調べる、②減らせるところを決める」という手順で行います。このとき、まずは単純なことから始めるのがコツです。たとえば、「みそ汁を具だくさんにして、汁を減らす」「チャーハンを食べるとき、スープを半分にする」といった、できそうなことから始めてください。

長年なじんできた味覚は、急に変えられるものではありません。ヘルシーな食習慣を得るためには、家族など周囲の協力と、本人のやる気が必要です。私たちは一日に250回以上も食べ物について意志決定をしているといわれています。牛丼にするか親子丼にするか、サラダはつけるか、ドレッシングの種類はなにを選ぶか、どのくらいかけるかなどです。自分の課題を解決するにはどうしたらよいか、はじめのうちは栄養士に聞いてください。

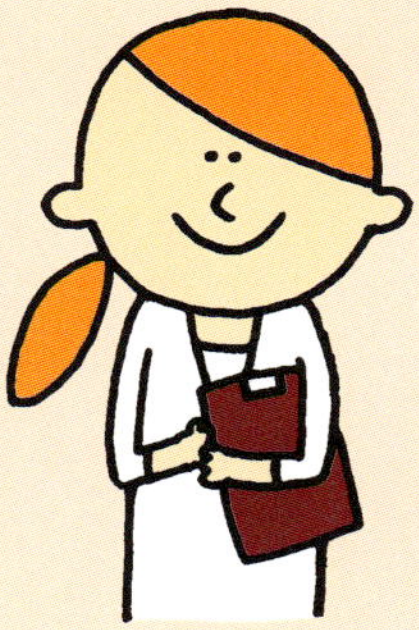

＜3日間のレコーディング例＞

				27年　8月28日（金）
	献立	材料	目安量・重量	栄養士メモ
朝食 時　分 自宅・外食	食パン コーヒー	トースト バター ストレート	8枚切り1枚 1杯	計
間食 時　分				計
昼食 時　分 自宅・外食	ごはん 魚 納豆	白米 サケ 大根おろし レモン 納豆　卵 しょうゆ	100g 1切れ	計
間食 時　分				計
夕食 時　分 自宅・外食	天ぷら ごはん みそ汁 デザート	野菜のかき揚げ エビ アスパラガス なす さつま芋 天つゆ シジミのみそ汁 アイスクリーム		計
間食 時　分				計
合計				

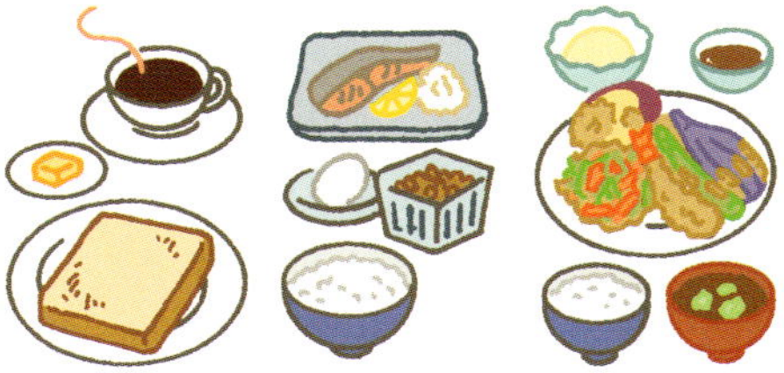

負担にならないよう、メモ程度からでOK

まずは、ふだんの食事内容を3日間記録してみてください。記録の仕方は上の例を参考にしましょう。初めて食事記録をつける人は、何をどれくらい食べたのかをメモする程度でOKです。あまりきっちり記録しようとすると、負担になってしまって続かないので、ざっくりとでかまいません。

食事記録を3日間つけたら、それを管理栄養士に見せ、分析してもらいましょう。食事のエネルギー、たんぱく質、脂質、塩分など、それぞれの栄養素の摂取量やバランスを見てもらうと、過剰なものや不足しているものが見えてきます。

たとえば、3食とも汁物をとっている人は一日に1杯だけに減らしたり、外食が多い人はどんなメニューを選ぶと減塩できるかを教えてもらって実践したりと、管理栄養士のアドバイスを受けて、できることから少しずつ改善していきます。

食事のポイント 2

食事療法は、できる範囲で「ゆるく続ける」

一日の 2/3 守れたら OK

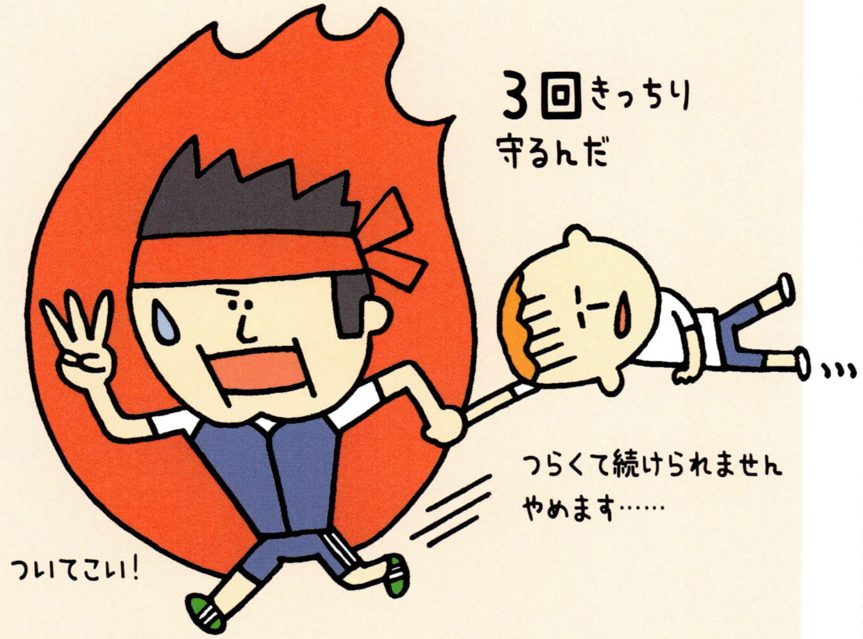
3回きっちり
守るんだ
つらくて続けられません
やめます……
ついてこい!

神経質になりすぎると
食事療法は挫折しやすい!

「続ける」ためには余裕も必要

慢性腎臓病の食事療法で、いちばんたいせつなことは、「継続すること」です。そのためには、あまり自分に厳しすぎないことがポイントになります。「一日3食とも完璧な食事を！」と張りきってとり組んでも、続けられなければ意味がありません。まずは、一日3食のうちの1食だけでよいので、塩分を控えた栄養バランスのよい食事をとるように心がけるところから始めましょう。

慢性腎臓病は、ゆっくりと進行していく病気です。食事療法は、まだ自覚症状のない早い段階から、「ゆるく続ける」をキーワードに、できる範囲で継続することが、腎機能を長持ちさせるカギになります。

身体によいものでも腎臓病の人には要注意！

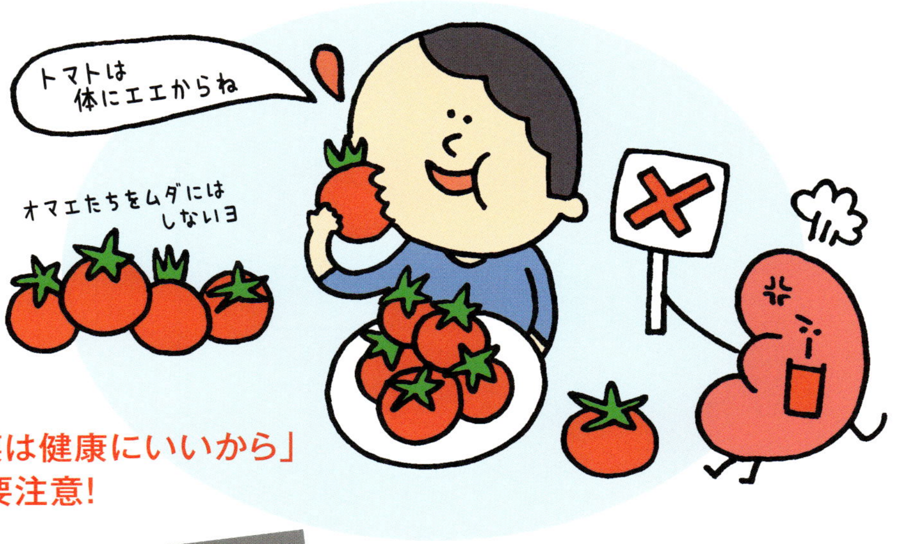
トマトは
体にエエからね
オマエたちをムダには
しないヨ

「野菜は健康にいいから」
には要注意!

「もったいない病」は卒業!

「人からいただいたものは、ちゃんと食べないと」という気持ちは、卒業しましょう！
自分にとって食べすぎになるのであれば、早めに人にあげるなど対策をとりましょう。

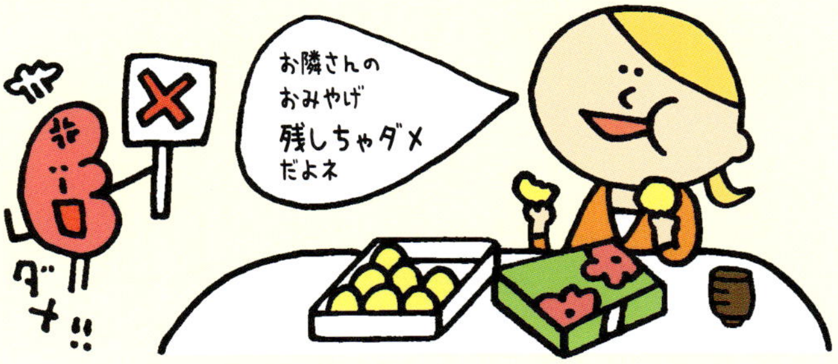
お隣さんの
おみやげ
残しちゃダメ
だよネ
ダメ!!

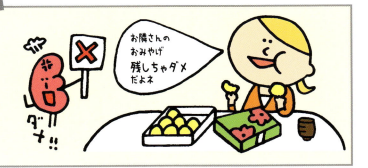

悪い習慣や食べ方の癖に注意

食事記録をとる「レコーディング」で改めて食生活を見直してみると、自分の習慣や食べ方の癖が、健康に悪影響を与えていることに気づく人もいるのではないでしょうか。「残したらもったいない」が口癖の人は、食べる量が増えて、たんぱく質をとりすぎていることがありますし、「サラダは身体によい」と生野菜を習慣的に多量に食べ、カリウムが過剰になっていることも考えられます。

また、テレビや雑誌でよく、「〇〇が健康によい！」などと話題になりますが、それだけを食べていれば健康になれるという都合のよい食品はありません。極端な健康法は、逆に健康を害する可能性もあります。

完璧を求める必要はありませんが、習慣化している食べすぎや栄養バランスの偏りは、徐々に見直していきましょう。腎臓に負担をかけない食事とはどんなものか、次のページから具体的に学んでいきます。

塩分量を意識しよう

なぜ塩分量調整が必要なの？

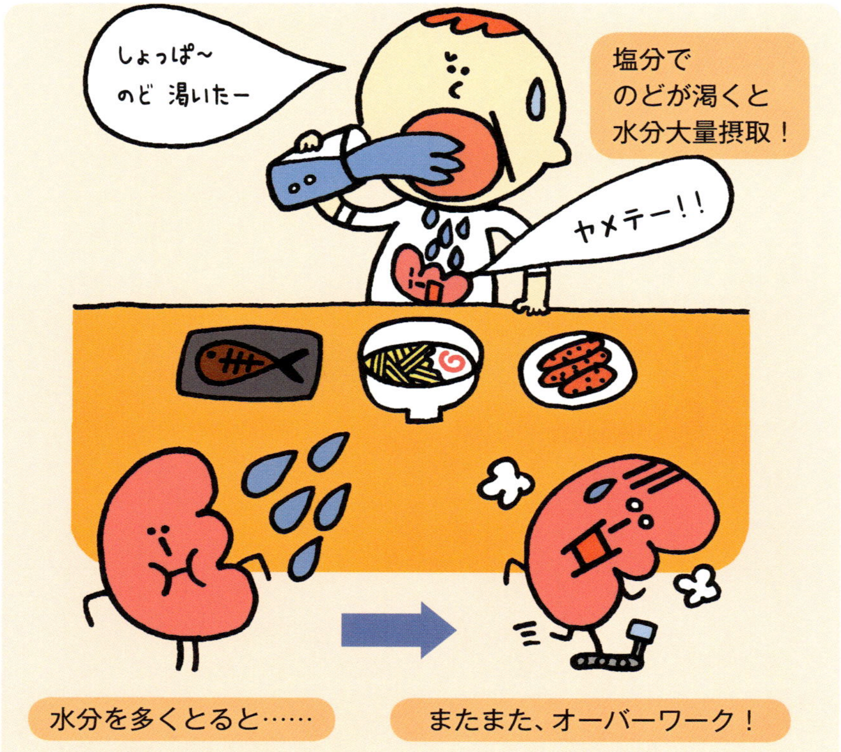

**腎臓に負担をかけないことで、
腎機能の悪化を防ぐことがたいせつ。**

腎臓の負担を極力減らすこと

腎臓の機能の一つは、「余分な水分」を捨てることですが、食塩は身体の中で水とくっつきます。すなわち食塩が体内に入ってたまると、水も必ずたまるということです（食塩1gに対して水分約100gがたまる）。

腎臓の機能が低下すると、食塩を身体から出すことができなくなります。すると、食塩とくっついてたまった余分な水を体内で動かすために、血圧が上がります。身体は食塩を出そうとして、ただでさえ弱った腎臓に、ふだんよりももっと働くよう指示をしますので、腎臓の負担が増えて機能低下を早めることになります。

食塩の摂取量を減らせば、腎臓の負担が減り、腎機能は長もちします。

食塩 1g ってどのくらい？

まずは
一日 10g 程度を
目標に

●調味料類

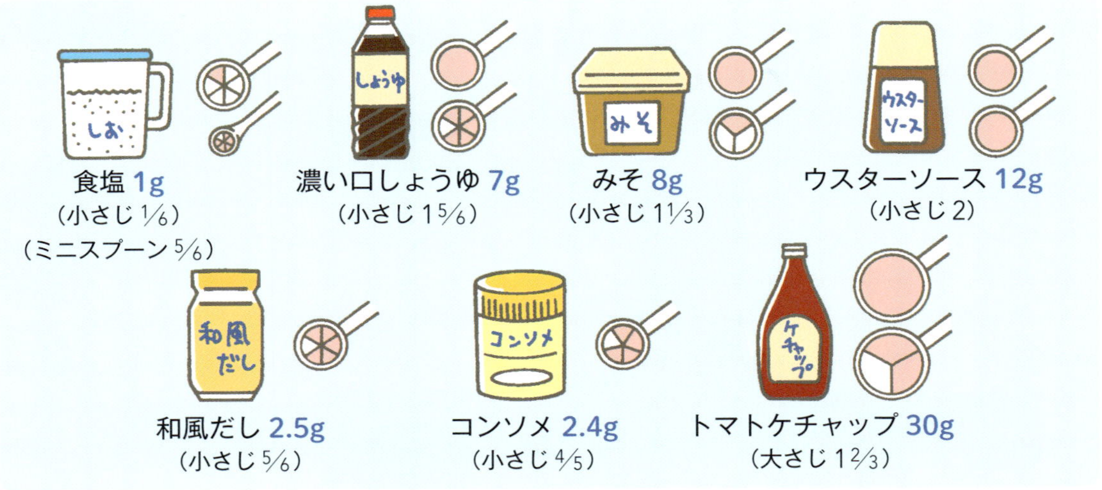

食塩 1g
（小さじ $\frac{1}{6}$）
（ミニスプーン $\frac{5}{6}$）

濃い口しょうゆ 7g
（小さじ $1\frac{5}{6}$）

みそ 8g
（小さじ $1\frac{1}{3}$）

ウスターソース 12g
（小さじ 2）

和風だし 2.5g
（小さじ $\frac{5}{6}$）

コンソメ 2.4g
（小さじ $\frac{4}{5}$）

トマトケチャップ 30g
（大さじ $1\frac{2}{3}$）

●加工食品

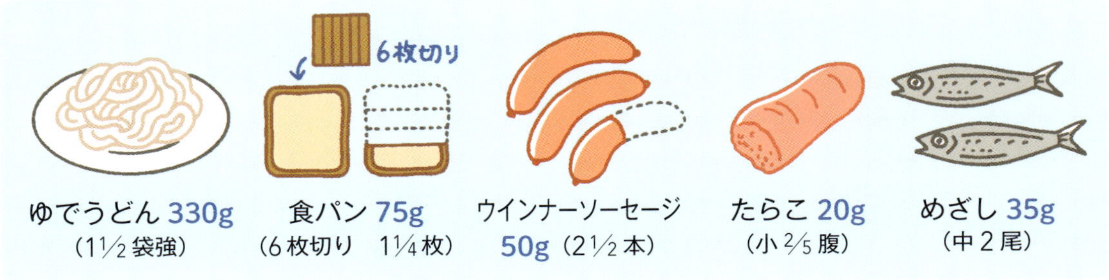

ゆでうどん 330g
（$1\frac{1}{2}$ 袋強）

食パン 75g
（6 枚切り　$1\frac{1}{4}$ 枚）

ウインナーソーセージ
50g（$2\frac{1}{2}$ 本）

たらこ 20g
（小 $\frac{2}{5}$ 腹）

めざし 35g
（中 2 尾）

隠れた塩分にも意識を向ける

厚生労働省が示す一日あたりの食塩の摂取目安量は、男性8g未満、女性7g未満ですが、濃い味つけに慣れている人にとって、これはかなり厳しい数字です。まずは一日10gを目標に、少しずつ舌を慣れさせていくのがよいでしょう。うす味には、だれでもかならず慣れるものです。腎機能が低下している人では、食塩を一日6g未満まで制限しますが、この場合もいきなり6gにするのではなく、段階的に減塩していくことをおすすめします。

味つけをうすくすることも必要ですが、漬物や干物、ハムやベーコンなどの加工肉、ちくわやかまぼこなどの練り製品といった、塩分の多い食品も意識しましょう。食べすぎないように量を調整してください。

一日に10gの塩分量を目指すなら1食3g前後、6gにする場合は1食2g未満といった目安量を頭に入れておくことも、減塩に役立ちます。

食事の
ポイント
4

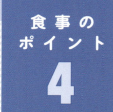

無理のない減塩のヒント

低塩でもおいしく調理するコツ！

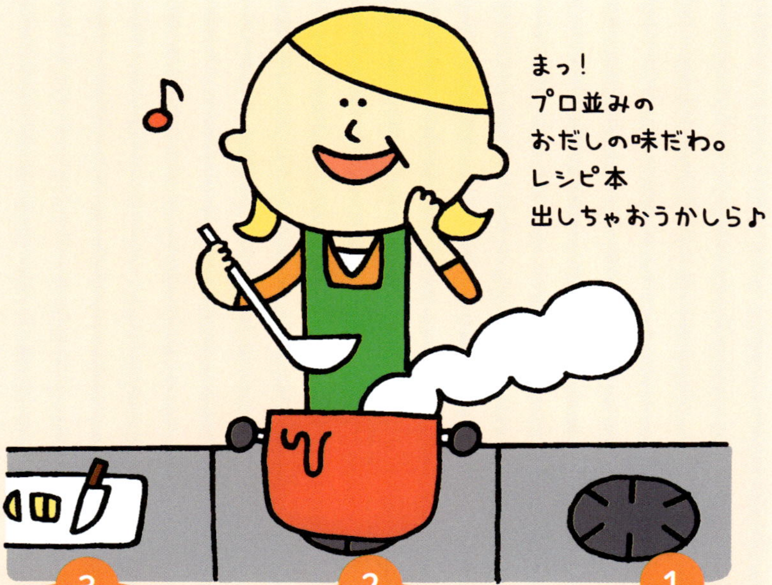
まっ！
プロ並みの
おだしの味だわ。
レシピ本
出しちゃおうかしら♪

1 だし

だしのうま味をきかせると、食塩が少なくても満足できます。ただし、市販のだしの素には食塩が含まれているので、使いすぎには注意。

2 香辛料・香味野菜

カレー粉やこしょうなどのスパイス、にんにく、ねぎ、しそなどの香味野菜で、味にアクセントを。香ばしいごまやピーナッツもおすすめ。

3 酢・レモン

酸味をきかせたさっぱりとした味つけも、減塩の味方です。酸味のきいた料理が一品あると、献立にも変化がつきます。

うま味、香り、酸味をじょうずに活用

減塩とおいしさを両立するためには、塩味以外のうま味、香り、酸味がカギになります。

こんぶやカツオ節などでしっかりとっただしを使うと、料理が風味豊かに仕上がります。手軽に使える市販のだしの素には、食塩が含まれているので、控えめに使いましょう。

カレー粉やこしょうなどの香辛料は、いため物や煮物の味つけのアクセントになりますし、ごま、ピーナッツ、のり、からしなどの香りをいかしたあえ物もおすすめです。

酢やレモンなどの酸味も、素材の味を引き立てます。あえ物の味つけに使ったり、焼き魚に搾ったりと、さまざまに活用できます。

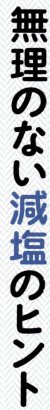

食べ方を変えるくふう

よくかんで、しっかり味わう

もぐ
もぐ
一口30回かむ

よくかんで食べると、素材の味をしっかりと感じられるようになります。意識してかむ回数を増やしましょう。早食いを防ぐので肥満防止にも効果的です。

めん類などの汁は飲まない

めんはOK
スープはNo!

ラーメンのスープなどは、全部飲むと1杯で5～6gもの食塩をとることになります。めんや具はすべて食べてOKですが、スープは極力飲まないようにしましょう。

しょうゆ、ソースはかけずにつける

しょうゆやソースは料理に直接かけるよりも、皿に出して少量をつけるほうが、塩分摂取量がおさえられます。ワンプッシュで1滴ずつ出るしょうゆ差しもあり、量の調節に役立ちます。

加工食品の食塩量をチェック!

加工食品を使うときは、食塩量のチェックを忘れずに。ナトリウム量＝食塩量ではないので、下の計算式で求めましょう。（ナトリウムはmg表記とg表記があるので要確認）

ナトリウム量(mg)×2.54÷1000＝食塩相当量（g）

チーズ1個(15g)**あたりの 栄養成分**

エネルギー	51kcal
たんぱく質	3.4g
脂質	3.9g
炭水化物	0.2g
ナトリウム	165mg
＜食塩相当量 0.42g＞	
カルシウム	95mg

ちょっとのくふうで減塩は苦にならない

もともと塩味が好きで、塩辛い味に舌が慣れてしまっている人にとって、減塩した料理はおいしく感じづらいものです。献立のどのおかずもすべてうす味、そのうえ、みそ汁もダメ、漬物もダメでは、食事自体を楽しむことができなくなってしまうかもしれません。

食事療法を「ゆるく続ける」ためのポイントとして、減塩する場合でも、献立の中に一品はしっかりと味つけしたものを入れて、味にメリハリをつけることをおすすめします。少量の漬物を添えたり、小袋のふりかけをつけたりして、塩味を補うのもよいでしょう。ただし、食塩の多いものはたくさん食べすぎないように、量を守ることが重要です。

みそ汁やスープについては、味つけをうすくして1杯を飲むより、味つけは通常の濃さのままで汁を半量に減らしたほうが、同じ食塩量でも、より満足できます。

食事のポイント
5

たんぱく質のとりすぎに注意

なぜたんぱく質制限が必要？

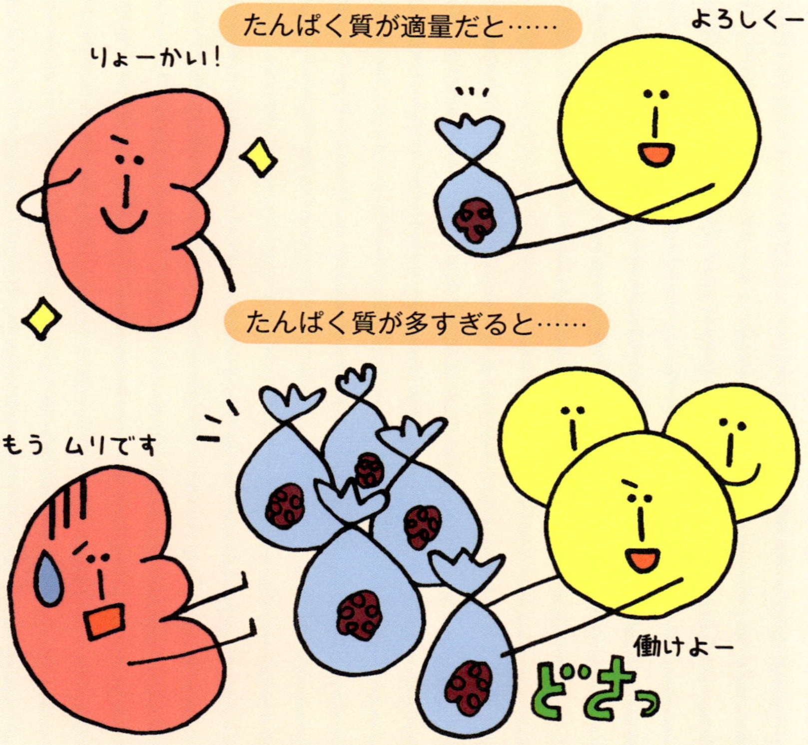

たんぱく質が適量だと……
りょーかい！
よろしくー
たんぱく質が多すぎると……
もう ムリです
働けよー
どさっ

今の自分の腎臓が処理できるたんぱく質の量に
制限することがたいせつ。

腎臓に負担をかけるたんぱく質

腎臓には老廃物を捨てる機能があります。そして、老廃物の一つにはたんぱく質を体内に消化・吸収するさいに、血液中にゴミとして排出されたものがあります。食べたものだけではなく、身体を構成するたんぱく質がこわれたものも、血液にとけて腎臓から排泄《はいせつ》されます。

尿素、窒素などの老廃物を血液から尿に移す（尿として身体から捨てる）ときにも、腎臓には負担がかかります。大きなゴミ袋を抱えて何度もゴミ捨て場を往復すると疲れてしまうように、老廃物がたくさんできるような食事では腎臓も疲れてしまい、腎臓の機能が低下してします。

たんぱく質10gを含む食品の量は？

たんぱく制限のない場合で一日70g前後が目安

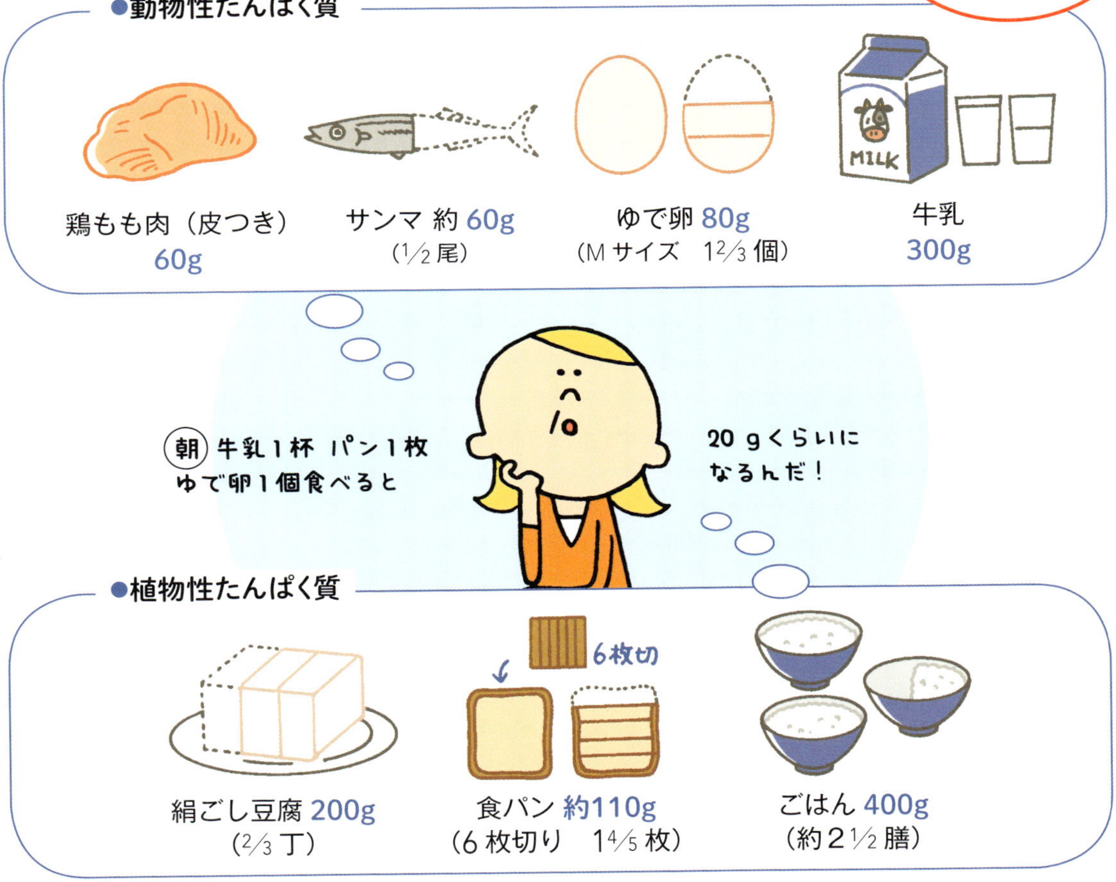

たんぱく質の適正量を知ろう！

現代の日本の食生活では、多くの人がたんぱく質を多くとりすぎています。まずは、たんぱく質の適正量を知ることから始めましょう。

特にたんぱく質制限のないCKDステージG1～G2の場合、たんぱく質摂取量の目安は一日70g前後（標準体重60kgの場合）です。上のイラストは、たんぱく質10gを含む食品の量を表すものです。これら7品の量を食べると、ちょうど一日のたんぱく質摂取量になります。日ごろの自分の食事と比べてみると、かなり少ないと感じるのではないでしょうか。これまで食べすぎていた肉や魚の量を見直し、少しずつ適正な量に近づけていきましょう。

また、たんぱく質は、一つの食材からだけでなく、複数の食材からとるのが理想です。さまざまな食品からたんぱく質をとることで、身体を作る材料となる必須アミノ酸を、バランスよく摂取することができます。

食事のポイント

6

たんぱく質をじょうずにとるには……

CKDステージが初期なら、ごく軽い制限でOK

　身体のためとはいえ、食事の内容を変えるのはなかなかむずかしいことです。医師が「○○はいけない」というと、それを絶対に口にしないくらい厳格に守る人もいます。しかし、「軽い制限でよいですよ」といわれると不安になる人もいるかもしれません。

　日本人はもともと塩味が好きなので、食塩の制限をすると、全体的に食事の摂取量が減る傾向があります。

　慢性腎臓病の初期では、たんぱく質の軽い制限をしますが、これは「たんぱく質を減らさなければ！」と強く意識して行うほどのものではなく、食塩の制限ができていれば、それに伴って自然に調整できる程度の制限と考えてもいいようです。

慢性腎臓病（CKD）ステージ別

たんぱく質、塩分、エネルギーの一日摂取目安量

たんぱく質の量はCKDのステージで分けられます。
体重1kgあたりの一日分の量から考えて計算します。

この本での一日分の目安は……

※標準体重60kgの人の場合

CKDステージG1～G2

塩分10g以下　エネルギー1600kcal

たんぱく質制限は特にない。

たんぱく質量＝70g前後／日

（CKD診療ガイドラインでは、1.0～1.3g/kg/日で考え、60～78g）

CKDステージG3a

塩分6g以下　エネルギー1600kcal

たんぱく質軽い制限あり。

たんぱく質量＝60g前後／日

（CKD診療ガイドラインでは、0.8～1.0g/kg/日で考え、48～60g）

CKDステージG3b～

塩分6g以下　エネルギー1600kcal

たんぱく質制限あり。

たんぱく質量＝40g前後／日

（CKD診療ガイドラインでは、0.6～0.8g/kg/日で考え、36～48g）

手軽にとり入れられる「たんぱく質調整食品」

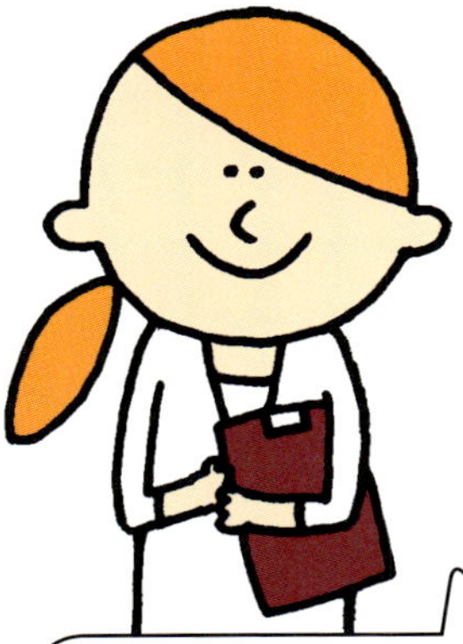

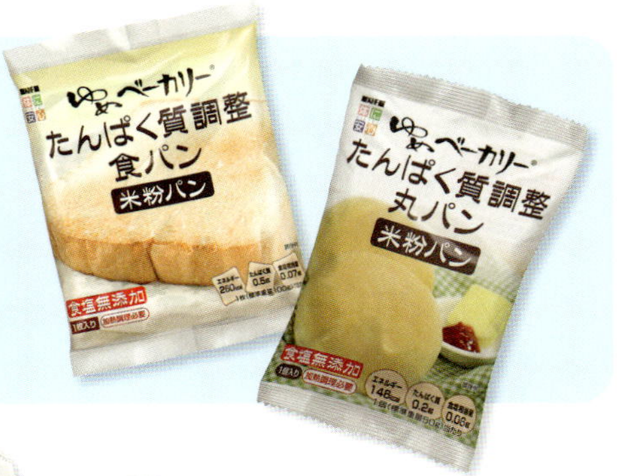

低たんぱく質パン

食パンタイプのほかに、丸パンなどもあるので、料理に合わせて使い分けるとよいでしょう。

このほかにも、パスタやうどん、もちなど、さまざまなたんぱく質調整食品があります。
(詳しくは 108〜109 ページ)

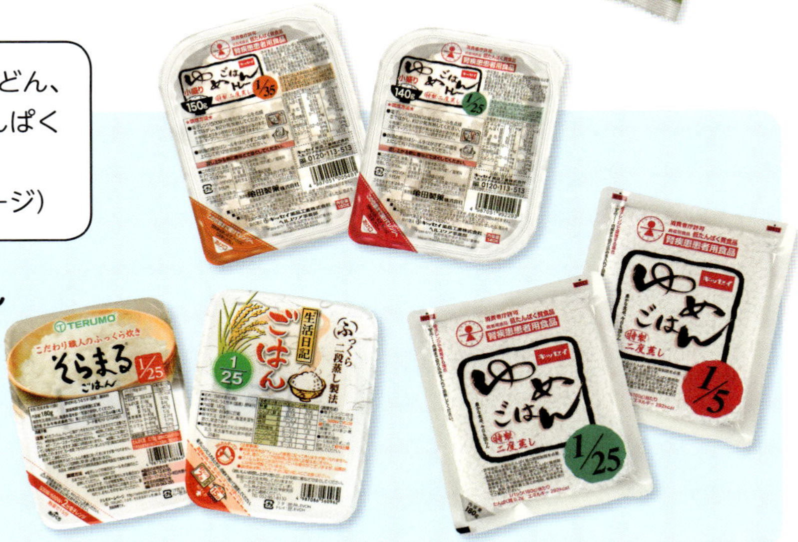

低たんぱく質ごはん

たんぱく質量が通常の 1/5 のものや 1/25 のものなどがあります。

ステージが進んだら、低たんぱく食品も活用

ＣＫＤステージがＧ３ｂ以上になったら、たんぱく質を一日40ｇ前後に制限します（体重60kgの場合）。摂取量が少なくなる分、なるべく質のよいたんぱく質をとることが理想的です。具体的には、魚や肉、卵、豆腐などの食品からたんぱく質を摂取するようにします。しかし、主食であるごはんやパン、めん類などにも、意外に多くのたんぱく質が含まれています。たとえば、食パンなら6枚切り1枚に約6ｇ、ごはんなら茶わん軽く1杯（160ｇ）に約4ｇのたんぱく質が含まれます。

そこで役に立つのが、「低たんぱく質パン」や「低たんぱく質ごはん」などの「たんぱく質調整食品」です。これらを利用して主食のたんぱく質をカットし、その分おかずから良質のたんぱく質をとるようにしましょう。

たんぱく質調整食品は、通信販売などで手に入れることができるので、管理栄養士に聞いてみましょう。

食事のポイント 7

摂取エネルギーとそのほかの栄養素

必要なエネルギーを知ろう

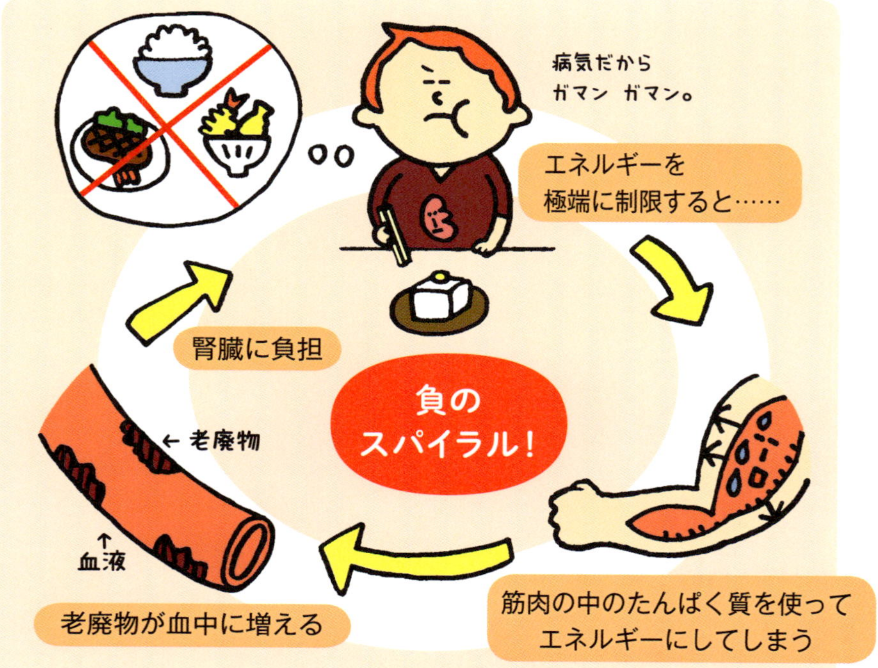

慢性腎臓病（CKD）食事療法中の
一日の適正エネルギーは
1600kcal が目安

エネルギー不足に要注意！

医師に食事療法を指導されると、「とにかく食べてはいけない」と思い込み、食事の量を極端に減らす人が多く、栄養不足になるケースがあります。慢性腎臓病の食事療法ではたんぱく質を制限しますが、たんぱく質もエネルギー源ですから、減らした分、ほかの栄養素からエネルギーを確保しなくてはいけません。減らしたたんぱく質の分のエネルギーは主食でしっかりと補いましょう。

食事からのエネルギーが不足すると、身体の筋肉などを構成するたんぱく質を分解してエネルギー源にするため、やせたり筋力が低下したりします。これも身体には負担になり、腎臓にも悪い影響を及ぼします。

症状が悪化したら気をつけたい栄養素

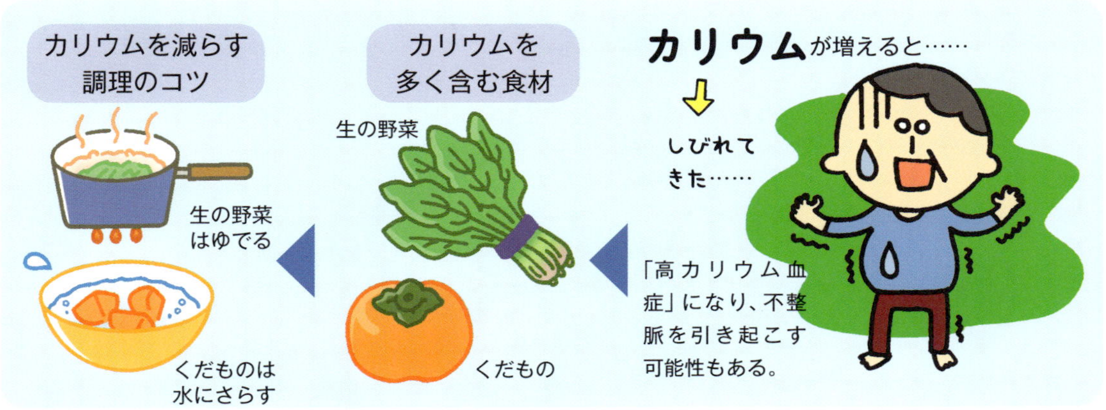

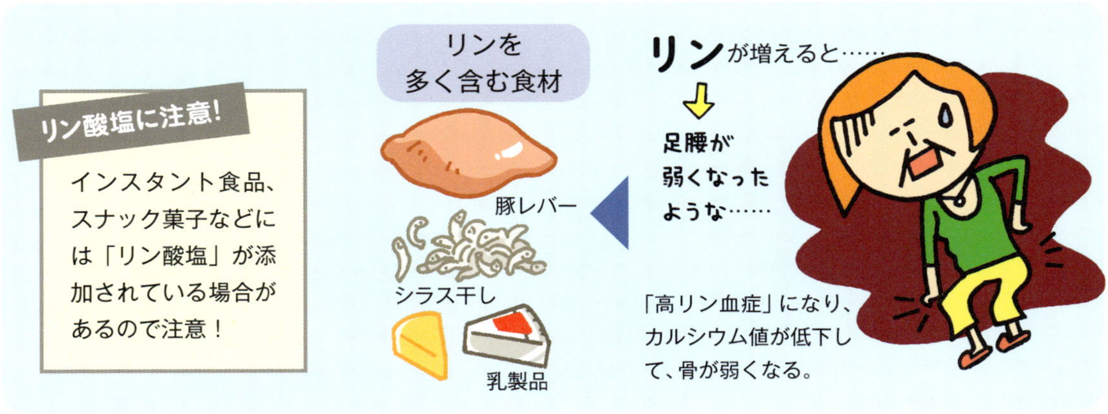

腎機能の低下で過剰になりやすいミネラル

CKDステージがG4・G5まで悪化するとると、カリウムやリンなどのミネラルを身体から出すこともできなくなります。

カリウムは筋肉の収縮に関与しているので、体内にたまりすぎると筋肉がマヒします。最初は両手足がしびれるくらいですが、さらにたまると、心臓の筋肉がマヒして、命にかかわる不整脈が起きます。多くの人が「身体のために野菜やくだものをたくさんとらなければ」と思っていますが、生の野菜やくだものはカリウムを多く含んでいるので、腎臓の病気の人はとりすぎると命とりになりかねません。テレビや雑誌を参考に、特定の野菜やくだものをたくさん食べるような健康法を始めるときには、かならず主治医に相談しましょう。

リンがたまりすぎることも腎臓病に悪影響があるとされていますが、たんぱく質を制限すれば、リンは自然に制限できることが多いようです。

食事のポイント
8

外食も味方につける

外食もルールを守れば問題なし!

腎臓病は食事療法がたいせつといいますが、3食ともつねに家で手作りできるとは限りませんし、たまには外での食事を楽しみたいときもあります。メニュー選びや食べ方をくふうして、外食も賢く利用しましょう。

　メニューに栄養成分が表示されている場合は、たんぱく質や食塩の量をチェックして料理を選びます。日ごろから栄養成分に注目していると、食べてもよい料理、避けるべき料理がだんだんとわかってくるはずです。

　食べるさいには、塩分の多いみそ汁や漬物は、注文時に半分の量にしてもらうようにお願いするとよいでしょう。

外食のコツ!

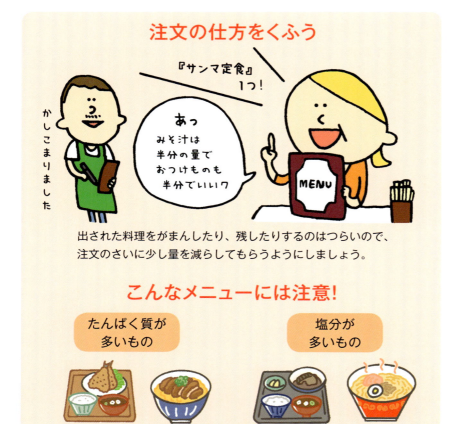

注文の仕方をくふう

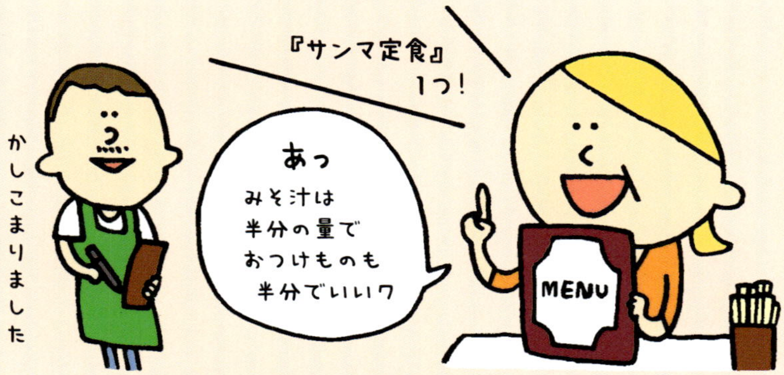
『サンマ定食』1つ!
あっ みそ汁は 半分の量で おつけものも 半分でいいワ
MENU
かしこまりました

出された料理をがまんしたり、残したりするのはつらいので、注文のさいに少し量を減らしてもらうようにしましょう。

こんなメニューには注意!

たんぱく質が多いもの

塩分が多いもの

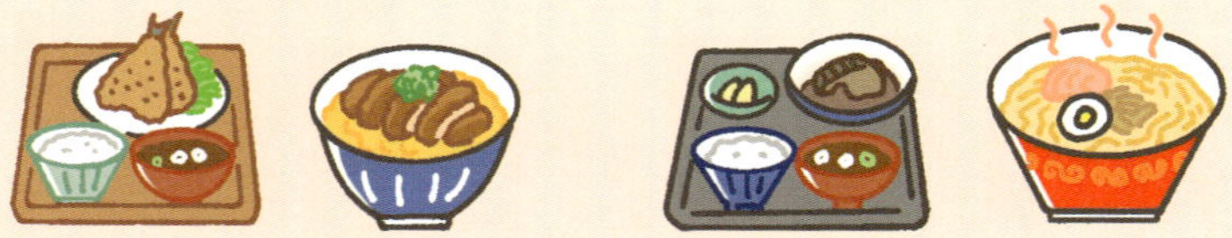

アジフライ定食　カツ丼　サバのみそ煮定食　ラーメン

●外食・中食の栄養成分

★ たんぱく質が特に多いメニュー　★ 塩分が特に多いメニュー

メニュー名	エネルギー	たんぱく質	脂質	炭水化物	塩分
チキンカレー	690 kcal	16.4 g	20.8 g	104.0 g	3.4 g
ビーフカレー	954 kcal	21.9 g	39.0 g	120.2 g	3.9 g
サーロインステーキ	590 kcal	26.7 g	49.3 g	3.1 g	1.8 g
しょうゆラーメン ★	486 kcal	21.6 g	9.5 g	73.6 g	6.0 g
豚骨ラーメン ★★	661 kcal	36.5 g	21.0 g	75.6 g	6.5 g
親子丼	731 kcal	27.3 g	13.0 g	118.7 g	3.8 g
牛丼	832 kcal	26.5 g	25.4 g	115.5 g	3.8 g
カツ丼 ★	893 kcal	28.8 g	26.2 g	126.6 g	4.3 g
アジフライ定食 ★★	895 kcal	34.5 g	32.8 g	110.2 g	5.4 g
肉野菜いため定食	741 kcal	14.0 g	36.7 g	84.0 g	3.6 g
ギョーザ定食	656 kcal	19.2 g	18.8 g	96.9 g	4.1 g
サバのみそ煮定食 ★★	720 kcal	37.1 g	17.7 g	95.3 g	6.7 g
刺し身定食 ★	523 kcal	29.9 g	5.5 g	84.4 g	4.5 g
ざるそば	284 kcal	10.0 g	1.7 g	54.5 g	2.7 g
天ぷらそば	564 kcal	24.6 g	15.2 g	75.7 g	4.9 g
なべ焼きうどん ★	497 kcal	23.6 g	7.8 g	75.5 g	5.8 g
チャーハン	754 kcal	14.2 g	27.6 g	105.9 g	2.6 g
中華丼	841 kcal	17.1 g	28.9 g	122.7 g	2.8 g
から揚げ弁当	798 kcal	25.7 g	29.4 g	100.3 g	3.3 g
幕の内弁当	740 kcal	24.0 g	19.7 g	111.8 g	3.8 g
サケおにぎり	212 kcal	7.8 g	2.6 g	38.0 g	1.4 g
ミックスサンドイッチ	354 kcal	13.9 g	21.0 g	26.5 g	1.8 g

（『毎日の食事のカロリーガイド』女子栄養大学出版部より）

教えて！

腎臓病 Q&A

慢性腎臓病について、患者さんから医師によく質問される日常生活への疑問に、くわしくお答えいたします。

Q1 CKDステージG3aの50歳男性です。適度な運動をとり入れるようにいわれ、通勤時に片道15分歩いています。もう少し運動したほうがよいですか？

A 必要な運動量は人によって異なりますが、どのくらい効果が出ているかというのが一つの目安になります。運動が習慣になると汗が出ることで食塩が身体から出ていくので、血圧が安定します。片道15分でそれを達成できればよいのですが、通勤途中だとすると荷物があって手をしっかり振ることはむずかしいでしょうか？　手を大きく振ってうっすら汗ばむような全身運動になる歩行をしなければあまり効果は出ないかもしれません。ただ疲れるだけではなく、運動したつもりになって食べる量が多くなることもあります。運動量は主治医の先生と相談して調整しましょう。運動するときには水分補給を忘れないでください。

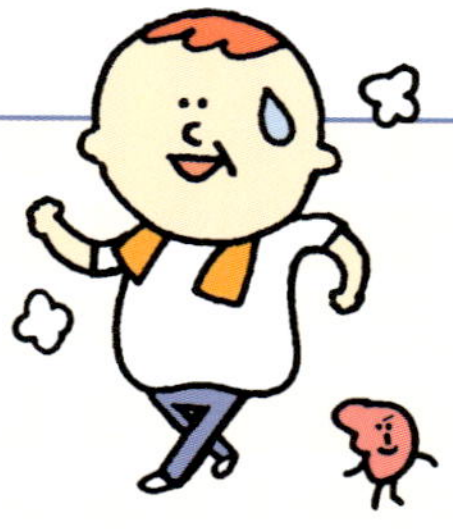

Q2 糖尿病を患っていますがCKDステージG2の診断を受けました。通常の腎臓病の食事療法をとり入れてもよいのでしょうか？

A 糖尿病を合併している場合にはエネルギーの制限も加わるので、食事療法がむずかしくなります。かならず管理栄養士の指導を受けてください。糖尿病と腎臓病の主治医が違う場合には連絡をとり合って方針を決めてもらうことがたいせつです。二人の主治医から違う指導をされたら、患者さんや管理栄養士もどちらのいうことを聞いていいかわかりませんね。二つに共通するのは食塩の摂取制限ですから、これを基本にしてください。ステージG2であれば食塩とエネルギーの制限が中心になり、たんぱく質はとりすぎない程度の軽い制限となるでしょう。

Q3 11歳の息子がCKDステージG1と診断されました。食事療法では学校の給食はNGですか？　体育は休ませたほうがよいでしょうか？

A お子さんに食事療法をするには成長のことも考えなければいけないので、一般的に極端な制限はしません。ステージG1であれば食塩の摂取量に気をつけ、たんぱく質をとりすぎないというくらいです。学校給食はバランスを考えて作られていますし、友達と同じものを食べたいでしょうから、食べてよいでしょう。その分、ご家庭で食塩とたんぱく質に少し気を使えばよいのではないでしょうか。以前は腎臓病には安静と決まっていましたが、小学校の体育の授業くらいであれば問題ありません。旅行などそのほかについてもほぼ通常の生活をされてよいと思います。

Q4 透析療法はどのくらいの頻度で行うのでしょうか？　また、透析療法中は会社に行ったり旅行などに行ったりすることはできるのでしょうか？

A 透析療法には２種類ありますが、多くのかたが受けている血液透析は１回約４時間の治療を週３回行うのが一般的です。治療時間が４時間なので前後の時間を入れるともう少し見込む必要があります。腹膜透析は月１回程度の通院ですが、１回３０分程度一日２～４回程度の液交換を自分で行う必要があります。いずれの治療法も腎機能によって時間や頻度の調整が可能で、最近は血液透析を自宅などで長時間行う方法もあります。以前に比べるとライフスタイルに合わせて治療を受けることが可能になりましたので、お仕事や旅行をあきらめる必要はありません。

Q5 最近、色が濃く泡立った尿が出ます。腎臓が悪くなると尿たんぱくが出ると聞きましたが、腎臓が急激に悪化したサインですか？

A 「尿が泡立つのは尿たんぱく」と昔からいわれています。以前ははっきりしませんでしたが、最近は科学的な根拠が報告されています。尿たんぱくは腎臓に異常があるサインですが、朝と夜で量が違うこともありますので、腎臓の様子までは知ることができません。気になるようでしたら腎臓専門医を受診してくわしく調べてもらいましょう。

Q6 現在CKDのステージがG3bですが、どうしてもタバコがやめられません。努力して一日３本に減らしましたが、喫煙はやめなければならないでしょうか？

A 肺や心臓だけでなくタバコがいろいろな臓器によくないという証拠が徐々にそろってきています。腎臓もその一つです。減らしたことは大変立派なことですので、もう一息がんばってやめることができればなによりです。しかしタバコをやめると甘いものなどを口にしてしまい、体重が増えたり糖尿病が悪化する人もいます。それでは元も子もありませんので、主治医の先生とよく相談しましょう。

Q7 現在、CKDのステージG2です。腎臓が悪くなる頻度や進行具合は遺伝によるものがありますか？

A 日本では遺伝性の腎臓病は多くありませんが、もしそうだとすると進行を完全に止めることはむずかしいかもしれません。しかし、進行のスピードを遅くするための方法はいくつかありますので、それらを適切に組み合わせて病気の管理をする必要があります。また、これから新たな治療法が見つかるかもしれませんので、そういう情報が入りやすい専門医に管理してもらうのがよいと思います。ご自宅や職場の近くにいなくてもそれほど頻繁に通う必要はありませんから、一度受診されてはいかがでしょうか。

eGFR男女・年齢別早見表

G1、G2　G3a　G3b　G4　G5

注）GFR区分は小数点以下2桁で考慮していますので、30mℓ/分/1.73㎡でもG4、15.0mℓ/分/1.73㎡ G5としている部分があります。

男性用　血清Cr（クレアチニン）に基づくGFR推算式早見表（mℓ/分/1.73㎡）　$eGFRcreat = 194 \times Cr^{-1.094} \times 年齢（歳）^{-0.287}$

血清Cr (mg/dℓ)	年齢													
	20	25	30	35	40	45	50	55	60	65	70	75	80	85
0.60	143.6	134.7	127.8	122.3	117.7	113.8	110.4	107.4	104.8	102.4	100.2	98.3	96.5	94.8
0.70	121.3	113.8	108.0	103.3	99.4	96.1	93.3	90.7	88.5	86.5	84.7	83.0	81.5	80.1
0.80	104.8	98.3	93.3	89.3	85.9	83.1	80.6	78.4	76.5	74.7	73.2	71.7	70.4	69.2
0.90	92.1	86.4	82.0	78.5	75.5	73.0	70.8	68.9	67.2	65.7	64.3	63.1	61.9	60.8
1.00	82.1	77.0	73.1	69.9	67.3	65.1	63.1	61.4	59.9	58.5	57.3	56.2	55.2	54.2
1.10	74.0	69.4	65.9	63.0	60.6	58.6	56.9	55.3	54.0	52.7	51.6	50.6	49.7	48.8
1.20	67.3	63.1	59.9	57.3	55.1	53.3	51.7	50.3	49.1	48.0	46.9	46.0	45.2	44.4
1.30	61.6	57.8	54.9	52.5	50.5	48.8	47.4	46.1	45.0	43.9	43.0	42.2	41.4	40.7
1.40	56.8	53.3	50.6	48.4	46.6	45.0	43.7	42.5	41.5	40.5	39.7	38.9	38.2	37.5
1.50	52.7	49.4	46.9	44.9	43.2	41.8	40.5	39.4	38.4	37.6	36.8	36.1	35.4	34.8
1.60	49.1	46.1	43.7	41.8	40.2	38.9	37.7	36.7	35.8	35.0	34.3	33.6	33.0	32.4
1.70	46.0	43.1	40.9	39.1	37.7	36.4	35.3	34.4	33.5	32.8	32.1	31.4	30.9	30.3
1.80	43.2	40.5	38.4	36.8	35.4	34.2	33.2	32.3	31.5	30.8	30.1	29.5	29.0	28.5
1.90	40.7	38.2	36.2	34.6	33.3	32.2	31.3	30.4	29.7	29.0	28.4	27.8	27.3	26.9
2.00	38.5	36.1	34.2	32.8	31.5	30.5	29.6	28.8	28.1	27.4	26.8	26.3	25.8	25.4
2.10	36.5	34.2	32.5	31.1	29.9	28.9	28.0	27.3	26.6	26.0	25.5	25.0	24.5	24.1
2.20	34.7	32.5	30.9	29.5	28.4	27.5	26.6	25.9	25.3	24.7	24.2	23.7	23.3	22.9
2.30	33.0	31.0	29.4	28.1	27.1	26.2	25.4	24.7	24.1	23.5	23.0	22.6	22.2	21.8
2.40	31.5	29.6	28.0	26.8	25.8	25.0	24.2	23.6	23.0	22.5	22.0	21.6	21.2	20.8
2.50	30.1	28.3	26.8	25.7	24.7	23.9	23.2	22.5	22.0	21.5	21.0	20.6	20.2	19.9
2.60	28.9	27.1	25.7	24.6	23.7	22.9	22.2	21.6	21.1	20.6	20.2	19.8	19.4	19.1
2.70	27.7	26.0	24.7	23.6	22.7	21.9	21.3	20.7	20.2	19.8	19.3	19.0	18.6	18.3
2.80	26.6	25.0	23.7	22.7	21.8	21.1	20.5	19.9	19.4	19.0	18.6	18.2	17.9	17.6
2.90	25.6	24.0	22.8	21.8	21.0	20.3	19.7	19.2	18.7	18.3	17.9	17.5	17.2	16.9
3.00	24.7	23.2	22.0	21.0	20.2	19.6	19.0	18.5	18.0	17.6	17.2	16.9	16.6	16.3
3.10	23.8	22.3	21.2	20.3	19.5	18.9	18.3	17.8	17.4	17.0	16.6	16.3	16.0	15.7
3.20	23.0	21.6	20.5	19.6	18.9	18.2	17.7	17.2	16.8	16.4	16.1	15.7	15.5	15.2
3.30	22.2	20.9	19.8	18.9	18.2	17.6	17.1	16.6	16.2	15.9	15.5	15.2	14.9	14.7
3.40	21.5	20.2	19.2	18.3	17.6	17.1	16.5	16.1	15.7	15.3	15.0	14.7	14.5	14.2
3.50	20.9	19.6	18.6	17.8	17.1	16.5	16.0	15.6	15.2	14.9	14.6	14.3	14.0	13.8
3.60	20.2	19.0	18.0	17.2	16.6	16.0	15.5	15.1	14.8	14.4	14.1	13.8	13.6	13.3
3.70	19.6	18.4	17.5	16.7	16.1	15.5	15.1	14.7	14.3	14.0	13.7	13.4	13.2	13.0
3.80	19.1	17.9	17.0	16.2	15.6	15.1	14.7	14.3	13.9	13.6	13.3	13.0	12.8	12.6
3.90	18.5	17.4	16.5	15.8	15.2	14.7	14.2	13.9	13.5	13.2	12.9	12.7	12.4	12.2
4.00	18.0	16.9	16.0	15.3	14.8	14.3	13.9	13.5	13.1	12.8	12.6	12.3	12.1	11.9

女性用　血清Cr（クレアチニン）に基づくGFR推算式早見表（mℓ/分/1.73㎡）　$eGFRcreat = 194 \times Cr^{-1.094} \times 年齢（歳）^{-0.287} \times 0.739$

血清Cr (mg/dℓ)	年齢													
	20	25	30	35	40	45	50	55	60	65	70	75	80	85
0.60	106.1	99.5	94.5	90.4	87.0	84.1	81.6	79.4	77.4	75.7	74.1	72.6	71.3	70.0
0.70	89.6	84.1	79.8	76.3	73.5	71.0	68.9	67.1	65.4	63.9	62.6	61.3	60.2	59.2
0.80	77.5	72.7	68.9	66.0	63.5	61.4	59.5	57.9	56.5	55.2	54.1	53.0	52.0	51.1
0.90	68.1	63.9	60.6	58.0	55.8	54.0	52.3	50.9	49.7	48.6	47.5	46.6	45.7	45.0
1.00	60.7	56.9	54.0	51.7	49.7	48.1	46.6	45.4	44.3	43.3	42.4	41.5	40.8	40.1
1.10	54.7	51.3	48.7	46.6	44.8	43.3	42.0	40.9	39.9	39.0	38.2	37.4	36.7	36.1
1.20	49.7	46.6	44.2	42.3	40.7	39.4	38.2	37.2	36.3	35.4	34.7	34.0	33.4	32.8
1.30	45.5	42.7	40.5	38.8	37.3	36.1	35.0	34.1	33.2	32.5	31.8	31.2	30.6	30.1
1.40	42.0	39.4	37.4	35.8	34.4	33.3	32.3	31.4	30.6	29.9	29.3	28.7	28.2	27.7
1.50	38.9	36.5	34.7	33.2	31.9	30.9	29.9	29.1	28.4	27.8	27.2	26.6	26.2	25.7
1.60	36.3	34.0	32.3	30.9	29.7	28.8	27.9	27.1	26.5	25.9	25.3	24.8	24.4	24.0
1.70	34.0	31.9	30.2	28.9	27.8	26.9	26.1	25.4	24.8	24.2	23.7	23.2	22.8	22.4
1.80	31.9	29.9	28.4	27.2	26.1	25.3	24.5	23.9	23.3	22.7	22.3	21.8	21.4	21.1
1.90	30.1	28.2	26.8	25.6	24.6	23.8	23.1	22.5	21.9	21.4	21.0	20.6	20.2	19.8
2.00	28.4	26.7	25.3	24.2	23.3	22.5	21.9	21.3	20.7	20.3	19.8	19.5	19.1	18.8
2.10	26.9	25.3	24.0	23.0	22.1	21.4	20.7	20.2	19.7	19.2	18.8	18.4	18.1	17.8
2.20	25.6	24.0	22.8	21.8	21.0	20.3	19.7	19.2	18.7	18.3	17.9	17.5	17.2	16.9
2.30	24.4	22.9	21.7	20.8	20.0	19.3	18.8	18.2	17.8	17.4	17.0	16.7	16.4	16.1
2.40	23.3	21.8	20.7	19.8	19.1	18.5	17.9	17.4	17.0	16.6	16.3	15.9	15.6	15.4
2.50	22.3	20.9	19.8	19.0	18.3	17.6	17.1	16.7	16.2	15.9	15.5	15.2	15.0	14.7
2.60	21.3	20.0	19.0	18.2	17.5	16.9	16.4	16.0	15.6	15.2	14.9	14.6	14.3	14.1
2.70	20.5	19.2	18.2	17.4	16.8	16.2	15.7	15.3	14.9	14.6	14.3	14.0	13.8	13.5
2.80	19.7	18.5	17.5	16.8	16.1	15.6	15.1	14.7	14.4	14.0	13.7	13.5	13.2	13.0
2.90	18.9	17.8	16.9	16.1	15.5	15.0	14.6	14.2	13.8	13.5	13.2	13.0	12.7	12.5
3.00	18.2	17.1	16.2	15.5	15.0	14.5	14.0	13.6	13.3	13.0	12.7	12.5	12.3	12.0
3.10	17.6	16.5	15.7	15.0	14.4	13.9	13.5	13.2	12.8	12.5	12.3	12.0	11.8	11.6
3.20	17.0	15.9	15.1	14.5	13.9	13.5	13.1	12.7	12.4	12.1	11.9	11.6	11.4	11.2
3.30	16.4	15.4	14.6	14.0	13.5	13.0	12.6	12.3	12.0	11.7	11.5	11.2	11.0	10.9
3.40	15.9	14.9	14.2	13.5	13.0	12.6	12.2	11.9	11.6	11.3	11.1	10.9	10.7	10.5
3.50	15.4	14.5	13.7	13.1	12.6	12.2	11.8	11.5	11.2	11.0	10.8	10.5	10.4	10.2
3.60	14.9	14.0	13.3	12.7	12.2	11.8	11.5	11.2	10.9	10.7	10.4	10.2	10.0	9.9
3.70	14.5	13.6	12.9	12.4	11.9	11.5	11.1	10.8	10.6	10.3	10.1	9.9	9.7	9.6
3.80	14.1	13.2	12.5	12.0	11.5	11.2	10.8	10.5	10.3	10.0	9.8	9.6	9.5	9.3
3.90	13.7	12.8	12.2	11.7	11.2	10.8	10.5	10.2	10.0	9.8	9.6	9.4	9.2	9.0
4.00	13.3	12.5	11.9	11.3	10.9	10.6	10.2	10.0	9.7	9.5	9.3	9.1	8.9	8.8

※酵素法で測定した血清Cr（クレアチニン）値を用いてください。18歳以上にのみ適用可能です。小児には使用できません。

PART

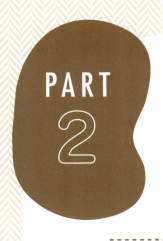

2

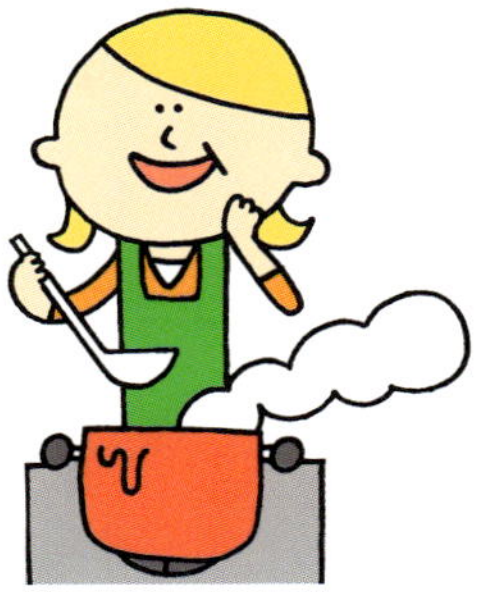

腎臓にやさしい食事

PART1（22ページ～）で紹介したように、慢性腎臓病（CKD）の食事療法は
CKDのステージごとに「たんぱく質量」「塩分量」の制限が異なります。
それぞれのステージの一日の献立を数パターン紹介します。
慣れてきたら、料理を入れかえたりしてみましょう。
腎臓の負担を減らし、ステージの進行を遅らせる
食生活作りに役立ててください。

CKDステージ別　一日の目安量

ステージ	エネルギー	たんぱく質	塩分
ステージ G1・G2	1600kcal	70g 前後	10g 以下
ステージ G3a	1600kcal	60g 前後	6g 以下
ステージ G3b	1600kcal	40g 前後	6g 以下

栄養バランスよく、適量を食べるのが基本

食事療法のはじめの一歩は、今までの食生活を見直し、「栄養バランスのよい適量の食事」に近づけることです。では実際に、一日になにをどれくらい食べればよいのか、目安となる食品の量を確認してみましょう。

穀類

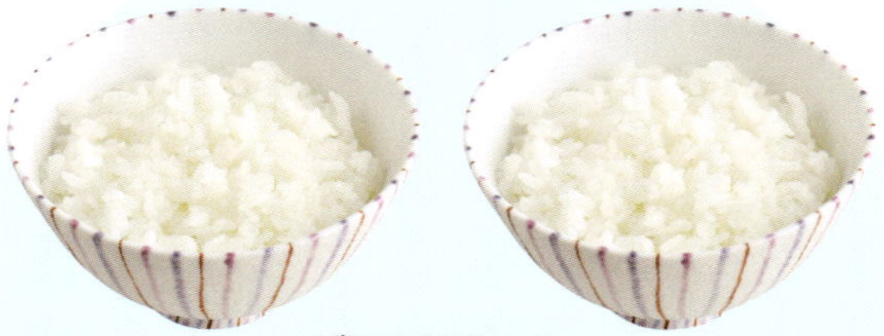

ごはん160g×2

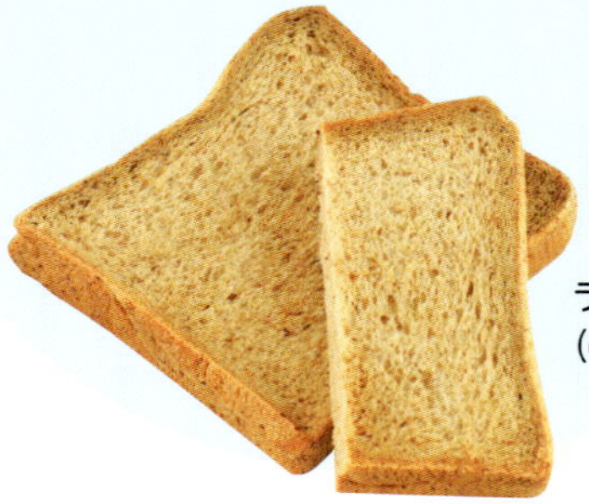

ライ麦パン 90g
(6枚切り1½枚)

油脂・砂糖

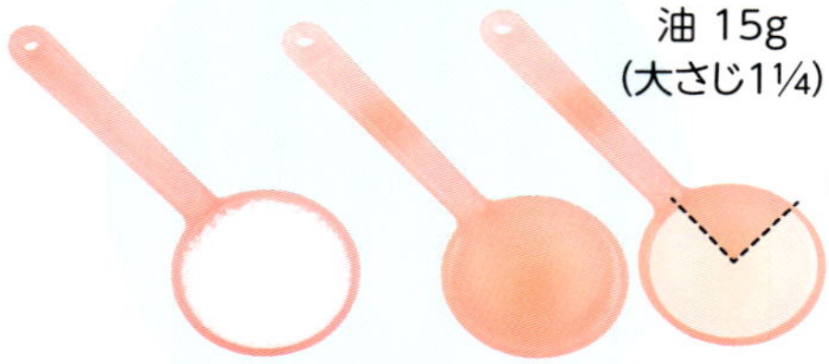

油 15g
(大さじ1¼)

砂糖 10g
(大さじ1強)

油と砂糖は、それぞれ調理用の油脂と、調味料としての砂糖の目安量です。バターやマーガリンをとったら油を少なく、ジャムやはちみつをとったら砂糖を少なくして調整します。

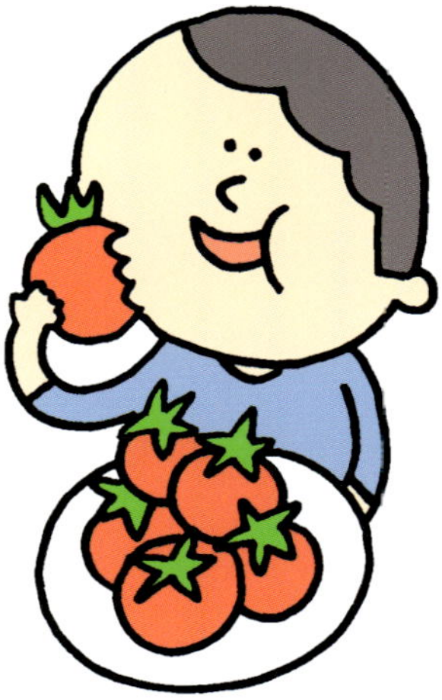

ここに示した食品の写真は、「栄養バランスのよい適量の食事」一日分を構成する食品量の目安です。慢性腎臓病の初期（ステージG2まで）は、この分量が摂取量の手本となります。

　自分の日ごろの食事と比べると、肉や魚などを多く食べすぎていることに気づく人が多いのではないでしょうか。体重にもよりますが、※たんぱく質の摂取量は一日に約60～70gが目安です。適切な量を意識しましょう。

　ステージG3以上で、たんぱく質量を一日40gに制限している場合は、主食に低たんぱく質ごはんなどのたんぱく質調整食品（108～109ページ参照）をとり入れ、肉と魚はそれぞれ40gずつに減らしましょう。エネルギーが不足しやすいので、油脂や砂糖、低たんぱく質の穀類は多めにとります。

※たんぱく質量≠肉魚の重量

肉・魚・卵

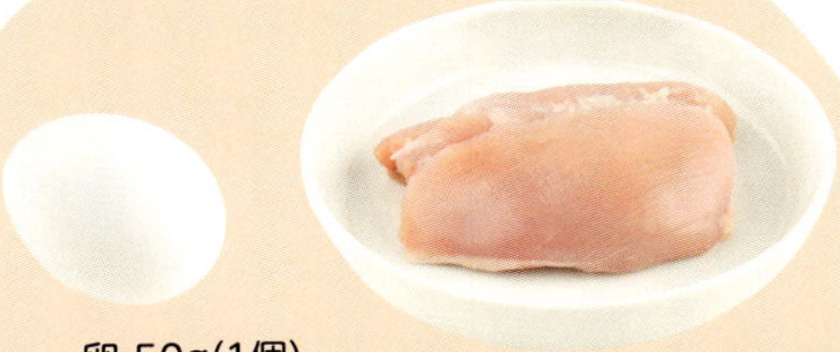

卵 50g(1個)

鶏もも肉(皮なし) 60g(⅓枚)

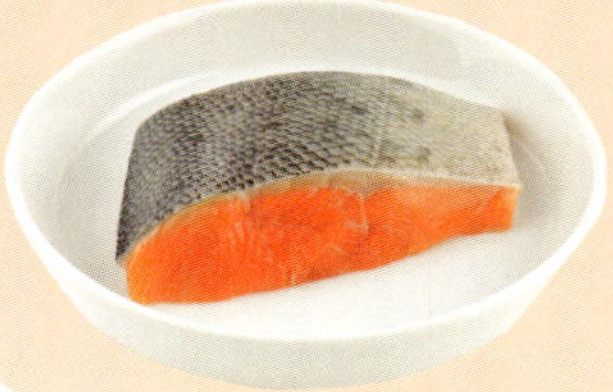

サケ 60g(1切れ)

大豆製品

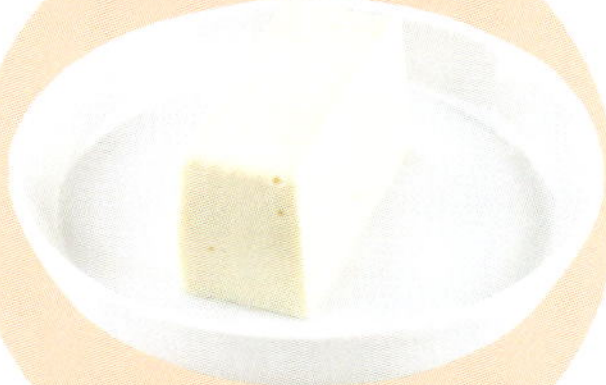

絹ごし豆腐
100g(⅓丁)

乳製品

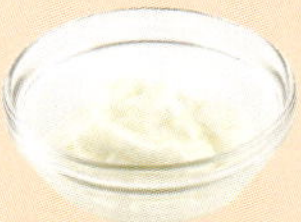

ヨーグルト(無糖)
50g

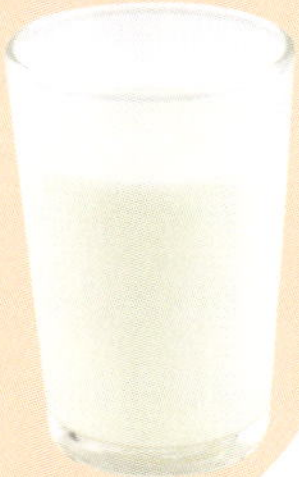

牛乳 150g

くだもの

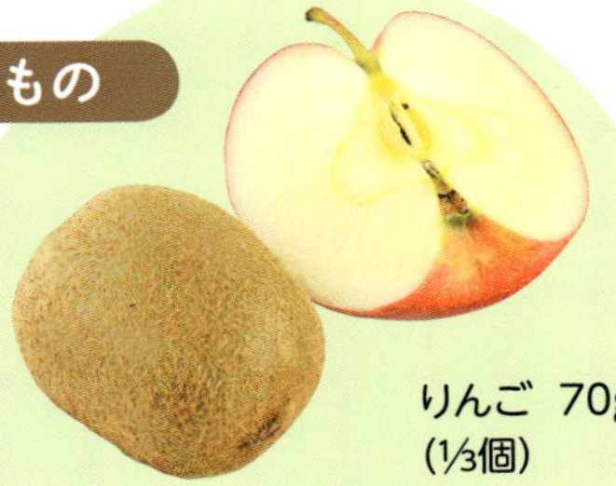

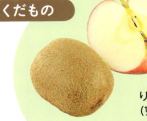

りんご 70g
(⅓個)

キウイフルーツ
80g (1個)

芋類

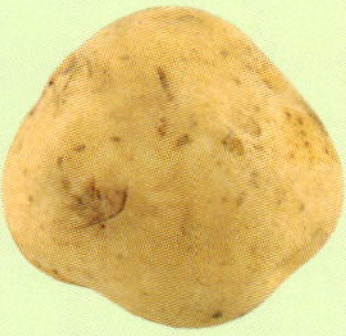

じゃが芋 80g
(小1個)

野菜は、きのこや海藻も含めて一日 350g 以上。そのうち 120g は緑黄色野菜を食べるようにしましょう。

野菜

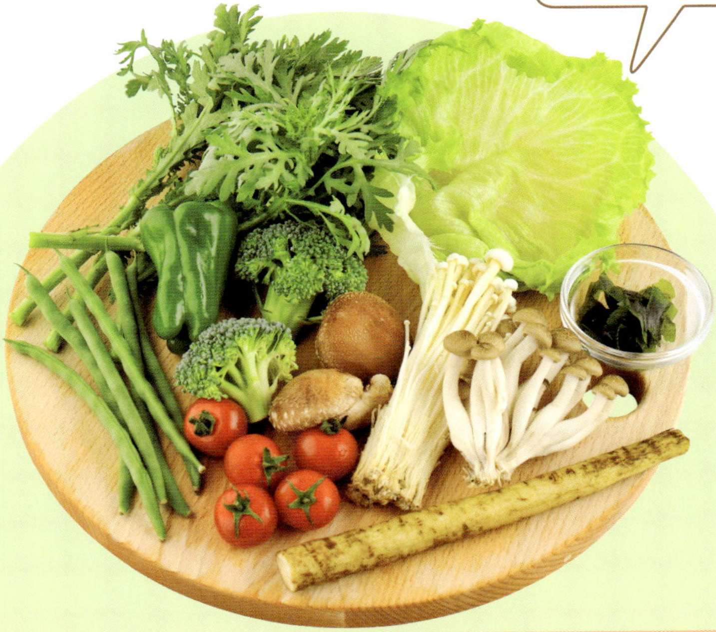

春菊 50g
ブロッコリー 50g
ミニトマト 50g
ごぼう 40g
さやいんげん 30g
ピーマン 20g
レタス 20g
しめじ 30g
生しいたけ 20g
えのきたけ 30g
わかめ(もどして) 10g

ステージ G1・G2

一日の目安　エネルギー1600kcal　たんぱく質70g　塩分10g以下

バランス食事献立❶　朝食

1人分	エネルギー	たんぱく質	塩分
	562kcal	22.2g	2.6g

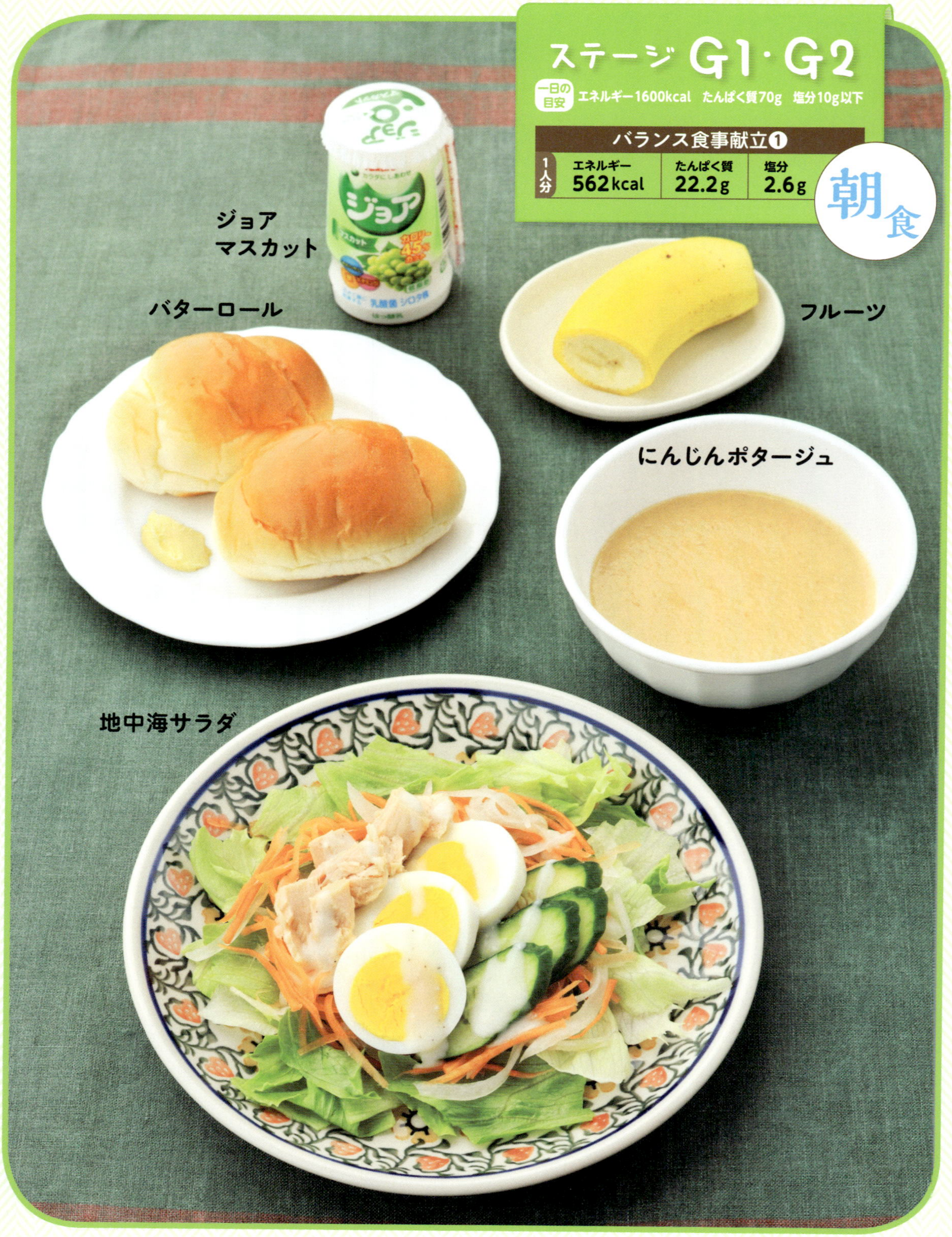

RECIPE

バターロール

1人分 エネルギー 270 kcal たんぱく質 5.6g 塩分 0.8g

1人分

バターロール……2個(80g)
マーガリン……小さじ2(8g)

フルーツ

1人分 エネルギー 43 kcal たんぱく質 0.6g 塩分 0g

1人分

バナナ……小1/2本(50g)

ジョア マスカット

1人分 エネルギー 50 kcal たんぱく質 3.9g 塩分 0.1g

1人分

ジョア マスカット……1本(125㎖)

※ジョア（販売元（株）ヤクルト本社）のマスカット味は、カルシウム、ビタミンD、鉄が補えます。こういった洋風献立では牛乳を組み合わせる場合が多いのですが、牛乳よりも低たんぱく・低エネルギーな乳酸菌飲料にすることで、その分おかずを充実させることができます。

にんじんポタージュは冷凍保存で手軽に

にんじんと玉ねぎを水とコンソメでやわらかくゆで、ミキサーにかけたペーストを冷凍保存しておけば、解凍して低脂肪牛乳とスキムミルクを加えて調味するだけで、にんじんポタージュが手軽に作れます（この場合、ごはんは省略）。

にんじんポタージュ

1人分 エネルギー 69 kcal たんぱく質 3.3g 塩分 0.9g

材料（4人分）

にんじん（皮つき）……4/5本(120g)
玉ねぎ……1/5個(40g)
顆粒コンソメ※……小さじ2/3(2g)
水……1カップ(200㎖)
ごはん……大さじ1 1/3(12g)
低脂肪牛乳……4/5カップ(160㎖)
スキムミルク……大さじ3 1/3(20g)
塩……ミニスプーン2(2.4g)
こしょう……少量

作り方

1 にんじんは皮つきのまま5㎜厚さのいちょう切りにし、玉ねぎはあらく刻む。
2 なべに1と水とコンソメを入れ、やわらかくなるまで煮る。
3 ごはんを加え2～3分煮て、低脂肪牛乳、スキムミルクを加えてひと煮立ちさせ、火を消す。
4 3をミキサーにかけてなめらかにする。
5 4をなべに戻して火にかけ、温める。塩とこしょうで調味する。

※ブイヨンは牛肉と香味野菜のうま味を凝縮した、こくのある洋風だしです。コンソメはブイヨンにさらに味つけした洋風だしです。本書では、顆粒ブイヨンには「マギーブイヨン」、顆粒コンソメには「味の素ＫＫコンソメ」を使用しています。料理に合わせて使い分けています。

地中海サラダ

1人分 エネルギー 130 kcal たんぱく質 8.8g 塩分 0.8g

材料（1人分）

ツナ油漬け缶詰め……20g
ゆで卵……大1/2個(30g)
玉ねぎ……1/6個(30g)
にんじん……20g
きゅうり……10g
レタス……1枚(30g)
塩……ミニスプーン1/6(0.2g)
こしょう……少量
ノンオイルシーザードレッシング……大さじ2/3(10g)

作り方

1 ツナは汁けをきり、ほぐす。ゆで卵は輪切りにする。
2 玉ねぎは縦に薄切り、にんじんはせん切りにし、それぞれ塩（分量外）をふってもみ、水にさらして水けを絞る。
3 きゅうりは斜め薄切りにする。レタスは食べやすい大きさにちぎる。
4 器に2、3を盛り、塩とこしょうをふる。1を盛りつけ、ドレッシングをかける。

ステージ G1・G2

一日の目安 エネルギー1600kcal　たんぱく質70g　塩分10g以下

バランス食事献立❶			
1人分	エネルギー 449kcal	たんぱく質 18.8g	塩分 1.7g

昼食

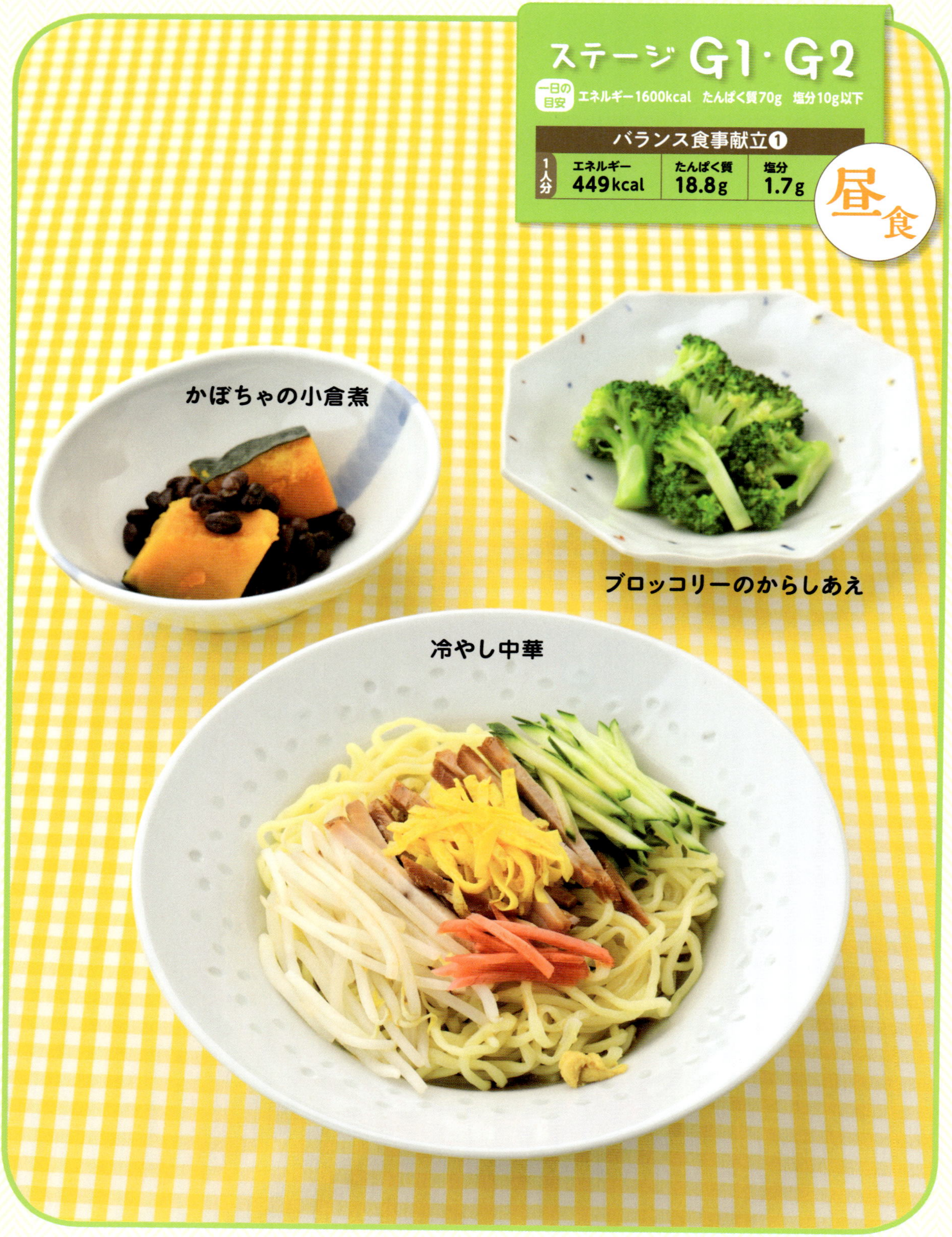

RECIPE

ブロッコリーのからしあえ

1人分 エネルギー 20 kcal　たんぱく質 2.5g　塩分 0.2g

材料（1人分）

ブロッコリー……50g
粉がらし……ミニスプーン1強（0.5g）
水……ミニスプーン1/2（0.5g）
しょうゆ……小さじ1/6（1g）

作り方

1 ブロッコリーは小房に分け、ゆでて湯をきる。
2 粉がらしを水でとき、しょうゆと混ぜ合わせる。
3 2で1をあえる。

かぼちゃの小倉煮

1人分 エネルギー 106 kcal　たんぱく質 2.5g　塩分 0.1g

材料（1人分）

あずき（乾）※……7g
砂糖……小さじ1 2/3（5g）
塩……少量（0.1g）
冷凍かぼちゃ……60g
砂糖……小さじ2/3（2g）

作り方

1 前日に、さっと洗ったあずきと熱湯（あずきの3倍の量）をなべに入れて沸騰させ、アクを除き、保温ポットに入れて一晩おく。
2 あずきをざるにあげ、砂糖とともになべに入れ、かぶる程度の水（分量外）を加えて煮る。
3 手でつぶれるくらいのかたさになったら塩を加え、さらにひと煮立ちさせる。
4 なべにかぼちゃ、砂糖、かぼちゃが半分浸る程度の水（分量外）を入れて煮る。やわらかくなったら、3のあずきを煮汁ごと加えてさらに4～5分ほど煮る。

※すぐ作りたいときは、市販のゆであずき（無糖）を使用してもよいでしょう。
※あずきはまとめて煮て、1回に使う量に小分けし、冷凍庫で保存してもよいでしょう。

冷やし中華

1人分 エネルギー 323 kcal　たんぱく質 13.8g　塩分 1.4g

材料（1人分）

中華めん（生）……80g
焼き豚……30g
きゅうり……1/5本（20g）
もやし……1/6袋（30g）
錦糸卵……10g
紅しょうが……3g
練りがらし……適量
冷やし中華のスープ※（市販）……70g
（※市販のものを通常どおりに1人分）

作り方

1 中華めんは表示どおりにゆでる。
2 焼き豚ときゅうりは3～4㎜幅の細切りにする。もやしはゆでる。
3 器に1のめんを盛り、その上に2と錦糸卵を彩りよく盛り合わせる。冷やし中華のスープをかけ、紅しょうがと練りがらしを添える。

錦糸卵の作り方（卵1個分）

1 熱したフライパンに油を引き、といた卵を流し入れて焼く。
2 焼き上がったら細切りにする。
※冷やし中華1人分には、卵1個分の1/5量を使用。

冷凍野菜で調理を手軽に

かぼちゃはまるごと買うと、切り分けるのがたいへんですし、家族が少ない家庭では使いきるのもひと苦労。冷凍のカット野菜なら、手間いらずで少量ずつ使えます。皮をむいたりぬめりを除いたりする下処理がめんどうな里芋も、冷凍品を使えば手軽です。栄養価も生のものと大きくは違いませんので、必要に応じて活用するとよいでしょう。

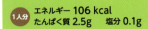

ステージ G1・G2

一日の目安　エネルギー1600kcal　たんぱく質70g　塩分10g以下

バランス食事献立①

1人分	エネルギー	たんぱく質	塩分
	583kcal	20.0g	2.5g

夕食

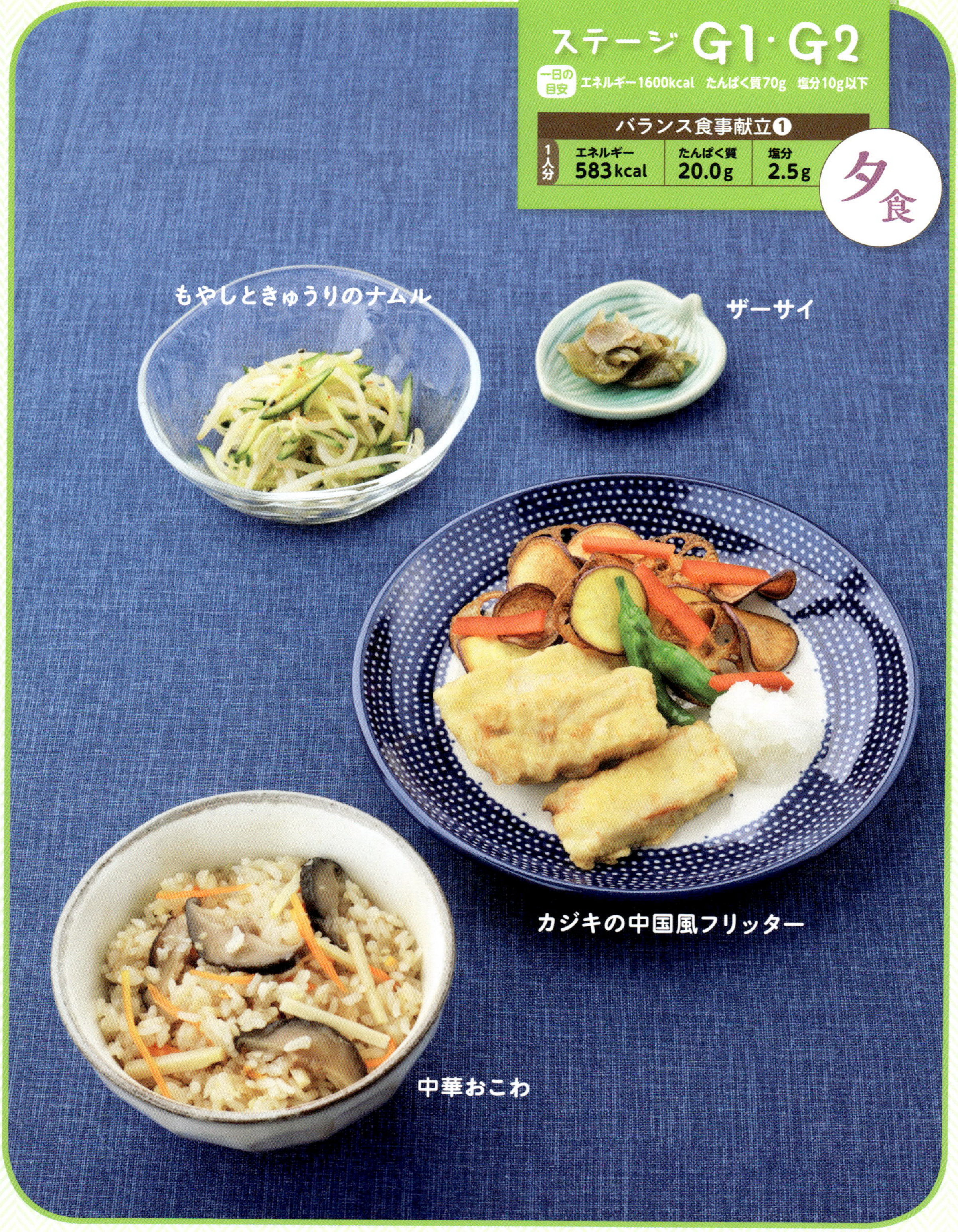

もやしときゅうりのナムル

1人分 エネルギー 33 kcal　たんぱく質 1.4g　塩分 0.4g

材料（1人分）

もやし……1/4袋(50g)
きゅうり……1/5本(20g)
ねぎ……5g
ⓐ
　七味とうがらし……少量
　酢……小さじ2/5(2g)
　しょうゆ……小さじ1/2(3g)
　ごま油……小さじ1/2(2g)

作り方

1 もやしはゆでてざるにあげる。きゅうりはせん切り、ねぎはみじん切りにする。

2 ⓐを混ぜ合わせ、1を加えてもみ込むようにしてあえる。

ザーサイ

1人分 エネルギー 8 kcal　たんぱく質 0.1g　塩分 0.4g

1人分

味つけザーサイ……小さじ2(10g)

もち米はおいしいけれど食べすぎに注意

もちもちとした食感で、おこわに欠かせないもち米。もち米は、普通の米よりも少ない水分で炊き上がるので、同量の米を炊いても、より少ない量に炊き上がります。そのため、普通のごはんと比べ、分量あたりのエネルギーが高めになるのです。ここで紹介したレシピでは、普通の米と混ぜて炊いて、栄養価を調整しています。

中華おこわ

1人分 エネルギー 266 kcal　たんぱく質 5.0g　塩分 0.9g

材料（4人分）

もち米……80g
米……200g
ⓐ
　水……2カップ弱(380mℓ)
　顆粒コンソメ……小さじ2/3(2g)
　砂糖……小さじ1 1/3(4g)
　しょうゆ……大さじ2/3(12g)
　塩……ミニスプーン1(1.2g)
　ごま油……小さじ1/3(1.2g)
ねぎ……1/5本(20g)
しょうが……8g
竹の子水煮……40g
にんじん……1/6本(20g)
干ししいたけ……2個(4g)

作り方

1 前日に、もち米は洗ってたっぷりの水（分量外）に浸しておく。

2 ねぎとしょうがはみじん切りにする。竹の子、にんじんはせん切りに、水でもどした干ししいたけは薄切りにする。

3 もち米をざるにあげ、洗った米と合わせる。

4 炊飯器に2と3を入れ、ⓐを加えてかために炊く。

カジキの中国風フリッター

1人分 エネルギー 276 kcal　たんぱく質 13.5g　塩分 0.8g

材料（1人分）

カジキ（切り身）……60g
ⓐ
　酒……小さじ2/5(2g)
　塩……ミニスプーン1/6(0.2g)
　こしょう……少量
　うす口しょうゆ……小さじ1/6(1g)
　おろししょうが……0.5g
　ごま油……0.5g
さつま芋……25g
れんこん……20g
赤パプリカ……6g
ししとうがらし……小2本(6g)
ⓑ
　卵……5g
　水……大さじ1/2弱(7mℓ)
　小麦粉……大さじ1強(10g)
　塩……ミニスプーン1/4(0.3g)
揚げ油……適量
大根……30g

作り方

1 カジキは水で洗って水けをふき、2～3等分に切る。

2 混ぜ合わせたⓐに1を10分ほど漬け込み、下味をつける。

3 さつま芋とれんこんは1㎜の輪切りにし、パプリカは細切りにする。ししとうは切り目を入れる。

4 ⓑを合わせて衣を作る。

5 3のれんこん、さつま芋、ししとうを170℃の揚げ油で素揚げにする。

6 2に4の衣をつけて、170℃の揚げ油で揚げる。

7 6を器に盛り、5と3のパプリカ、おろした大根を添える。

ステージ G1・G2

一日の目安　エネルギー1600kcal　たんぱく質70g　塩分10g以下

バランス食事献立❷

	エネルギー	たんぱく質	塩分
1人分	558kcal	23.9g	3.7g

朝食

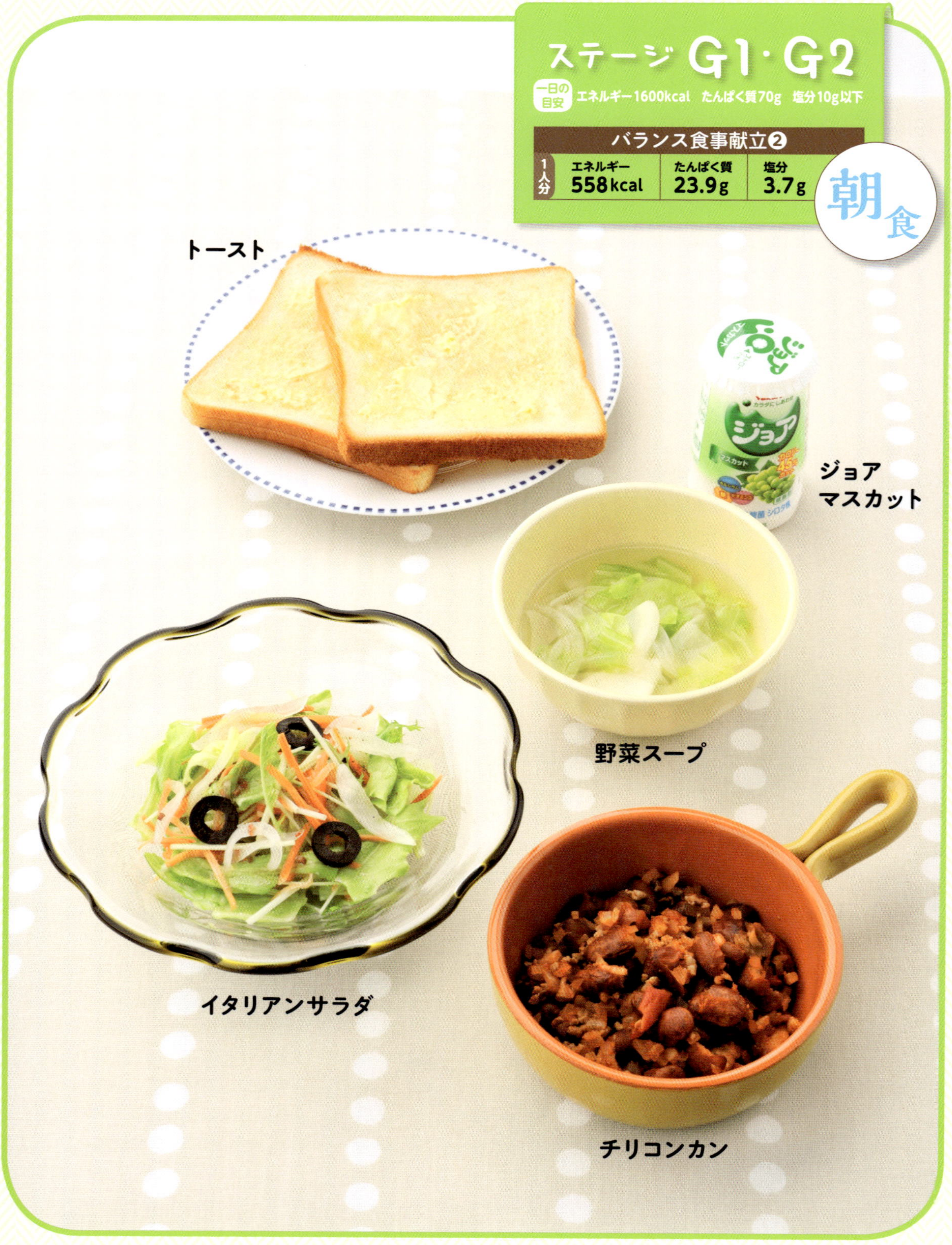

RECIPE

野菜スープ

1人分 エネルギー 12 kcal たんぱく質 0.4g 塩分 1.0g

材料（1人分）

かぶ……20g
玉ねぎ……10g
キャベツ……10g
水……3/5カップ強（130㎖）
顆粒コンソメ※……小さじ1/3（1g）
塩……ミニスプーン1/2弱（0.5g）
こしょう……少量

作り方

1 かぶは薄いいちょう切り、玉ねぎは縦に薄切り、キャベツは短冊切りにする。
2 なべに分量の水と**1**を入れて煮る。
3 かぶがやわらかくなったら、コンソメ、塩、こしょうを入れてひと煮立ちさせる。

ジョア マスカット

1人分 エネルギー 50 kcal たんぱく質 3.9g 塩分 0.1g

1人分

ジョア マスカット……1本（125㎖）

イタリアンサラダ

1人分 エネルギー 61 kcal たんぱく質 0.8g 塩分 0.4g

材料（1人分）

玉ねぎ……1/6個（30g）
にんじん……1/6本（20g）
水菜……1/4株（10g）
レタス……1枚（30g）
黒オリーブ……1個（3g）
イタリアンドレッシング……10g

作り方

1 玉ねぎは縦に薄切りにし、塩（分量外）でもんで水にさらし、水けを絞る。
2 にんじんはせん切りに、水菜は5㎝長さに切る。レタスは食べやすい大きさにちぎる。黒オリーブは輪切りにする。
3 **1**と**2**を混ぜ合わせ、ドレッシングであえる。

トースト

1人分 エネルギー 290 kcal たんぱく質 6.5g 塩分 0.9g

1人分

食パン（8枚切り）……2枚（90g）
マーガリン……小さじ2（8g）

チリコンカン

1人分 エネルギー 145 kcal たんぱく質 12.3g 塩分 1.3g

材料（1人分）

金時豆水煮缶詰め……65g
豚ひき肉……15g
玉ねぎ……1/6個（30g）
セロリ……5g
オリーブ油……小さじ1/8（0.5g）
にんにくのみじん切り……少量
ⓐ
トマト水煮缶詰め……20g
トマトケチャップ……小さじ1（5g）
顆粒ブイヨン※……小さじ1/6（0.5g）
塩……ミニスプーン1/2弱（0.5g）
こしょう……少量
ローリエ……1/2枚
水……1/5カップ（40㎖）

作り方

1 玉ねぎとセロリはあらいみじん切りにする。
2 フライパンにオリーブ油を熱し、にんにくをいためる。豚ひき肉と**1**を加えて、さらにいためる。
3 ⓐと汁けをきった金時豆を加え、水分がほぼなくなるまで煮込む。

※ブイヨンは牛肉と香味野菜のうま味を凝縮した、こくのある洋風だしです。コンソメはブイヨンにさらに味つけした洋風だしです。本書では、顆粒ブイヨンには「マギーブイヨン」、顆粒コンソメには「味の素KKコンソメ」を使用しています。料理に合わせて使い分けています。

ポット調理で豆の水煮もらくらく

チリコンカンに使う金時豆の水煮は、保温ポットを使えば簡単に作れます。乾燥したままの豆とともに、豆の3倍量の熱湯（乾燥豆100gを煮るなら300㎖）をポットに入れ、密閉してひと晩おくだけ。煮込み料理に使うなら、水けをきってそのまま調理できます。サラダなどに使う場合は、さらに5～10分ほどなべで煮て、好みのかたさに仕上げましょう。

ステージ G1・G2

一日の目安　エネルギー1600kcal　たんぱく質70g　塩分10g以下

バランス食事献立❷

1人分	エネルギー	たんぱく質	塩分
	579kcal	20.9g	3.0g

昼食

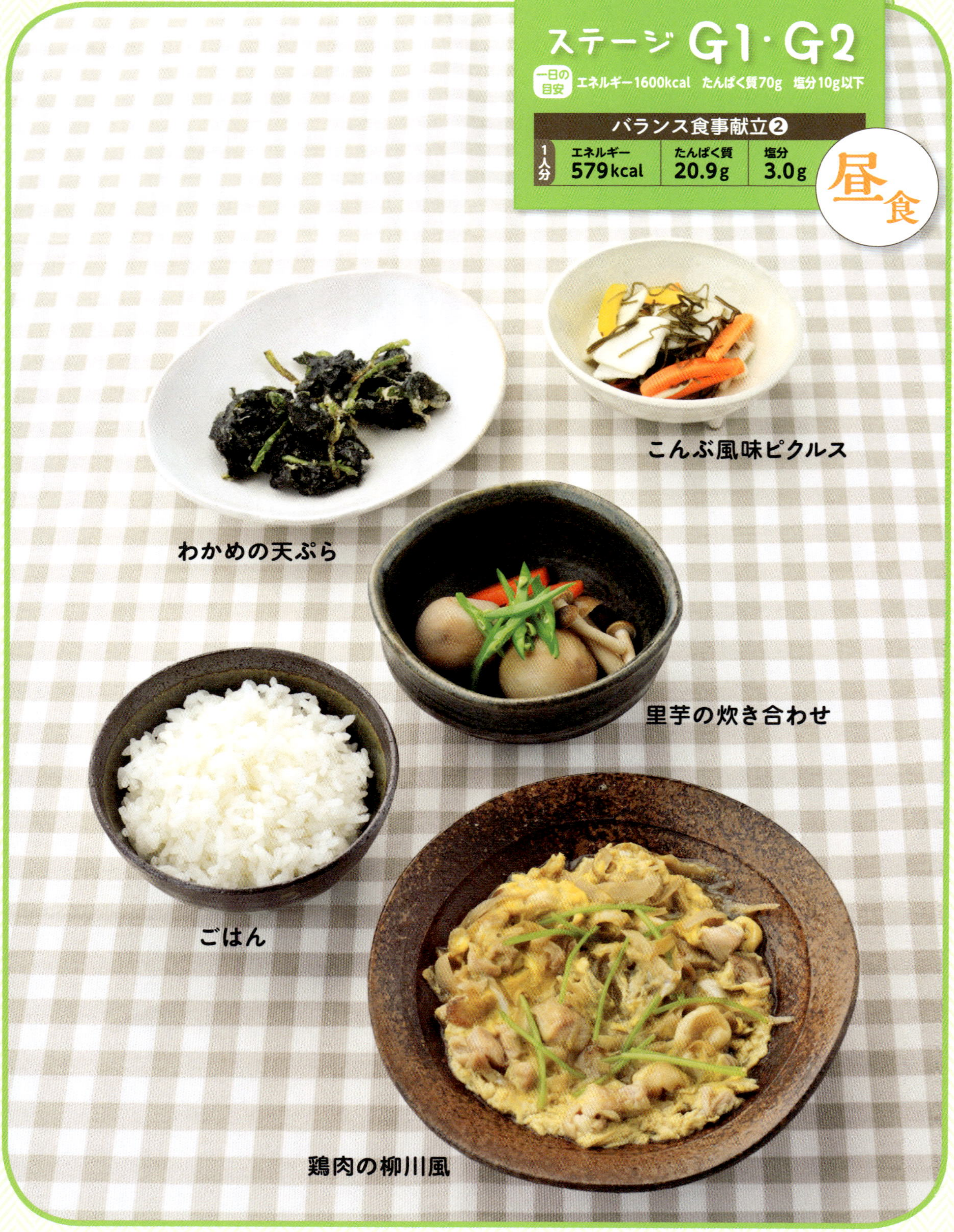

こんぶ風味ピクルス

1人分 エネルギー 21 kcal　たんぱく質 0.4g　塩分 0.4g

材料（4人分）

かぶ（皮つき）……1個(80g)
にんじん……1/3本(40g)
黄パプリカ……1/3個(40g)
ⓐ砂糖……小さじ2(6g)
ⓐ刻みこんぶ……8g
ⓐ酢……大さじ2弱(28g)
ⓐ塩……ミニスプーン2/3(0.8g)

作り方

1 かぶは皮つきのまま5㎜厚さのいちょう切り、にんじんは細切り、黄パプリカは縦に細切りにする。
2 ポリ袋に1とⓐを入れ、空気を抜いて口を閉じて一晩漬け込む（ポリ袋の中に、なるべく空気が入らないようにする）。
3 野菜をとり出し、器に盛る（漬け汁は捨てる）。

里芋の炊き合わせ

1人分 エネルギー 51 kcal　たんぱく質 1.6g　塩分 0.4g

材料（1人分）

冷凍里芋※……2個(50g)
しめじ……7g
にんじん……7g
さやえんどう……2枚(3g)
ⓐ砂糖……小さじ2/3(2g)
ⓐしょうゆ……小さじ1/2弱(2.5g)
ⓐ顆粒和風だし……ミニスプーン1/6(0.1g)
ⓐ水……適量

作り方

1 里芋はレンジで約2分加熱して解凍する。しめじは石づきを除いて小房に分ける。
2 にんじんは5㎜厚さのいちょう切りにし、下ゆでする。
3 さやえんどうは筋を除いてゆで、細切りにする。
4 なべに1、2、ⓐを入れて煮る。
5 器に盛り、3を散らす。

※生の里芋を使う場合、にんじんは下ゆでせず、水の量を少し増やし、やわらかくなるまで煮ます。

わかめの天ぷら

1人分 エネルギー 72 kcal　たんぱく質 0.9g　塩分 0.7g

材料（1人分）

カットわかめ（乾）……2g
ピーマン……5g
ⓐ小麦粉……6g
ⓐ水……大さじ1/2弱(7㎖)
ⓐ塩……ミニスプーン1/6(0.2g)
揚げ油……適量

作り方

1 カットわかめは水でもどし、水けを絞る。ピーマンは縦に細切りにする。
2 ⓐを混ぜて衣を作る。
3 2と1を合わせ、1/3量ずつ170℃の油でカラリと揚げる。

鶏肉の柳川風

1人分 エネルギー 196 kcal　たんぱく質 13.9g　塩分 1.5g

材料（1人分）

鶏もも肉……50g
ごぼう……1/5本(30g)
ⓐ酒……小さじ3/5(3g)
ⓐ砂糖……小さじ2/3(2g)
ⓐ塩……ミニスプーン1/4(0.3g)
ⓐしょうゆ……小さじ1弱(5g)
ⓐ顆粒和風だし……ミニスプーン1/3(0.2g)
ⓐ水……適量
とき卵……S1個分(40g)
糸三つ葉……5g

作り方

1 ごぼうはささがきにし、水にさらしてアクを除く。水（分量外）を入れたなべでゆでこぼす。
2 鶏肉は1～2㎝角に切る。三つ葉は5㎝長さに切る。
3 なべにⓐを入れて煮立て、2の鶏肉と1のごぼうを入れる。
4 鶏肉とごぼうに火が通り、味がしみたら、とき卵を流し入れる。
5 卵にほどよく火が通ったら、器に盛り、2の三つ葉を散らす。

ごはん

1人分 エネルギー 239 kcal　たんぱく質 4.1g　塩分 0g

1人分

ごはん……160g

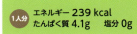

ステージ G1・G2

一日の目安 エネルギー1600kcal たんぱく質70g 塩分10g以下

バランス食事献立❷

1人分	エネルギー	たんぱく質	塩分
	495kcal	20.0g	3.2g

夕食

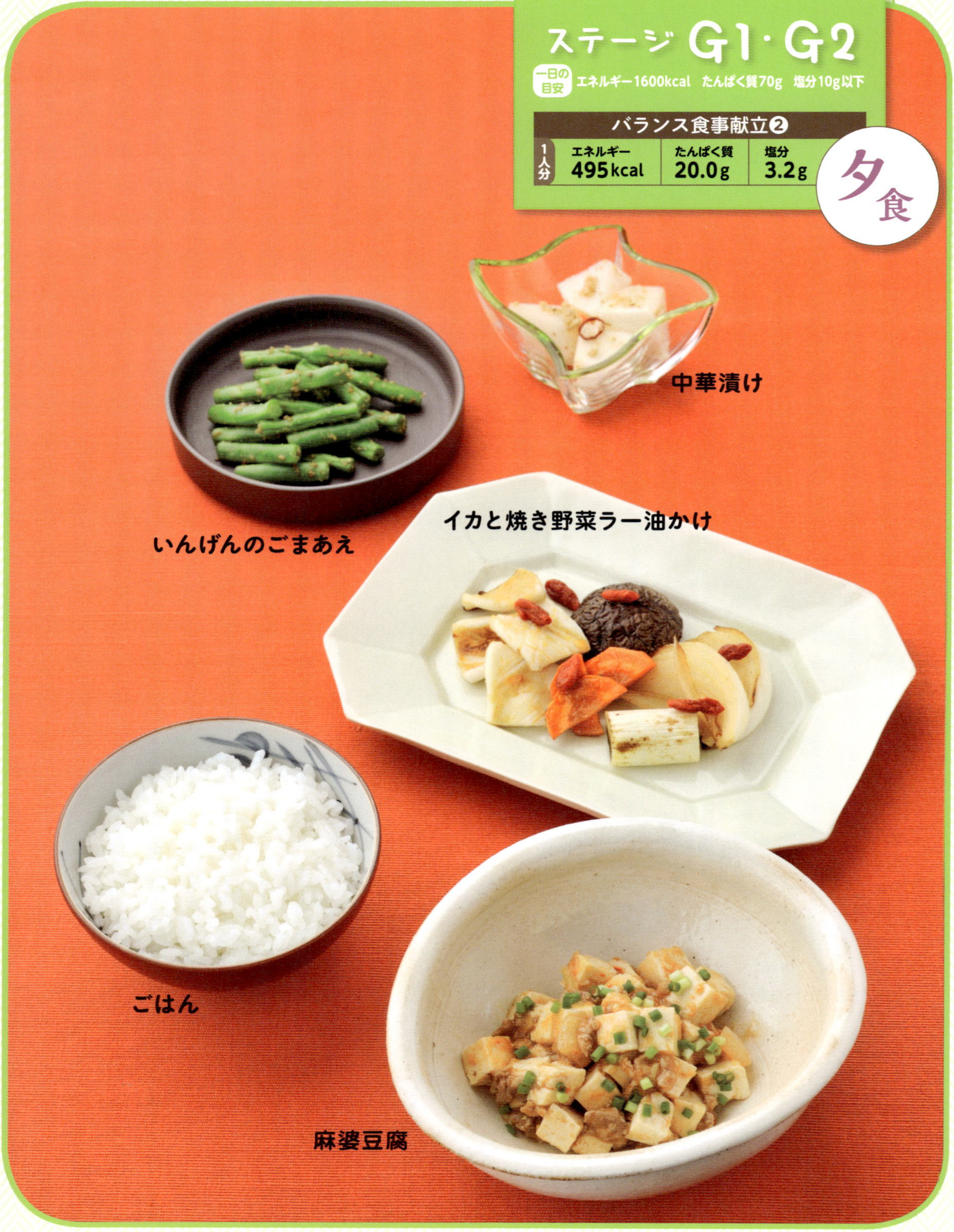

RECIPE

いんげんのごまあえ

1人分 エネルギー 20 kcal　たんぱく質 1.1g　塩分 0.3g

材料（1人分）

- さやいんげん……6本(40g)
- ⓐ すり白ごま……小さじ1/3(1g)
- ⓐ 砂糖……小さじ1/3(1g)
- ⓐ しょうゆ……小さじ1/3(2g)

作り方

1. いんげんは筋を除いてゆでて湯をきり、3～5㎝長さに切る。
2. ⓐを混ぜ合わせて1をあえる。

中華漬け

1人分 エネルギー 26 kcal　たんぱく質 0.6g　塩分 0.5g

材料（4人分）

- 大根……1/5本(160g)
- ⓐ 塩……ミニスプーン1 1/3(1.6g)
- ⓐ 酢……大さじ1強(16g)
- ⓐ 顆粒鶏がらだし……小さじ1/4(0.8g)
- ⓐ すり白ごま……大さじ1弱(8g)
- ⓐ ごま油……小さじ1/2(2g)
- ⓐ 砂糖……小さじ1/2弱(1.2g)
- ⓐ おろししょうが……小さじ1/5(1.2g)
- ⓐ 赤とうがらしの小口切り……少量

作り方

1. 大根は乱切りにする。
2. ポリ袋に大根とⓐを入れ、袋の中になるべく空気が入らないように空気を抜いて密封し、一晩漬け込む。

イカと焼き野菜ラー油かけ

1人分 エネルギー 66 kcal　たんぱく質 5.0g　塩分 0.5g

材料（1人分）

- イカの胴……20g
- 玉ねぎ……1/6個(30g)
- 生しいたけ……大1個(20g)
- ねぎ……10g
- にんじん……10g
- ⓐ ラー油……小さじ1/2(2g)
- ⓐ しょうゆ……小さじ1/6(1g)
- ⓐ 塩……ミニスプーン1/4(0.3g)
- ⓐ こしょう……少量
- クコの実（乾）……2g

作り方

1. イカは一口大に切り、格子状に切り目を入れる。玉ねぎはくし形切りにする。しいたけは軸を除く。
2. ねぎは3㎝長さに切り、にんじんは5㎜厚さの半月切りにする。
3. 天板に、1と2を並べ、混ぜ合わせたⓐをかけて、230℃のオーブンで15～20分焼く。
4. 焼き上がったら器に盛り、水でもどしたクコの実を飾る。

ごはん

1人分 エネルギー 239 kcal　たんぱく質 4.1g　塩分 0g

1人分

- ごはん……160g

麻婆豆腐

1人分 エネルギー 144 kcal　たんぱく質 9.2g　塩分 1.9g

材料（1人分）

- もめん豆腐……1/4丁(70g)
- 豚ひき肉……15g
- 玉ねぎ……1/3個(55g)
- ねぎのみじん切り……3g
- しょうがのみじん切り……3g
- サラダ油……小さじ1/3(1.3g)
- ⓐ 水……大さじ2 1/3(35㎖)
- ⓐ 顆粒鶏がらだし……小さじ1/4弱(0.7g)
- ⓐ 砂糖……小さじ2/3(2g)
- ⓐ 塩……ミニスプーン1/6(0.2g)
- ⓐ しょうゆ……小さじ1/3(2g)
- ⓐ 酒……小さじ2/5(2g)
- ⓐ 顆粒コンソメ……少量(0.2g)
- ⓐ トマトケチャップ……小さじ2/5(2g)
- ⓐ オイスターソース……小さじ1/6(1g)
- ⓐ みそ……小さじ1弱(5g)
- ⓐ 豆板醤《とうばんじゃん》……1g
- かたくり粉……小さじ1/6(0.5g)
- 水……小さじ1/3(1.5g)
- ごま油……0.3g
- 小ねぎの小口切り……2g

作り方

1. 豆腐は水けをきり、1㎝角に切る。玉ねぎは1㎝角に切る。
2. フライパンにサラダ油を熱してねぎとしょうがをいため、香りが立ったらひき肉と1の玉ねぎを加えてさらにいためる。
3. ⓐを混ぜて加え、いため合わせる。水分が少なくなったら1の豆腐を入れ、2～3分煮る。
4. 3に火が通ったら、水どきかたくり粉とごま油を加え、とろみがついたら火を消す。器に盛り、小ねぎの散らす。

ステージ G1・G2

一日の目安 エネルギー1600kcal　たんぱく質70g　塩分10g以下

バランス食事献立❸

1人分	エネルギー	たんぱく質	塩分
	477kcal	19.2g	3.4g

朝食

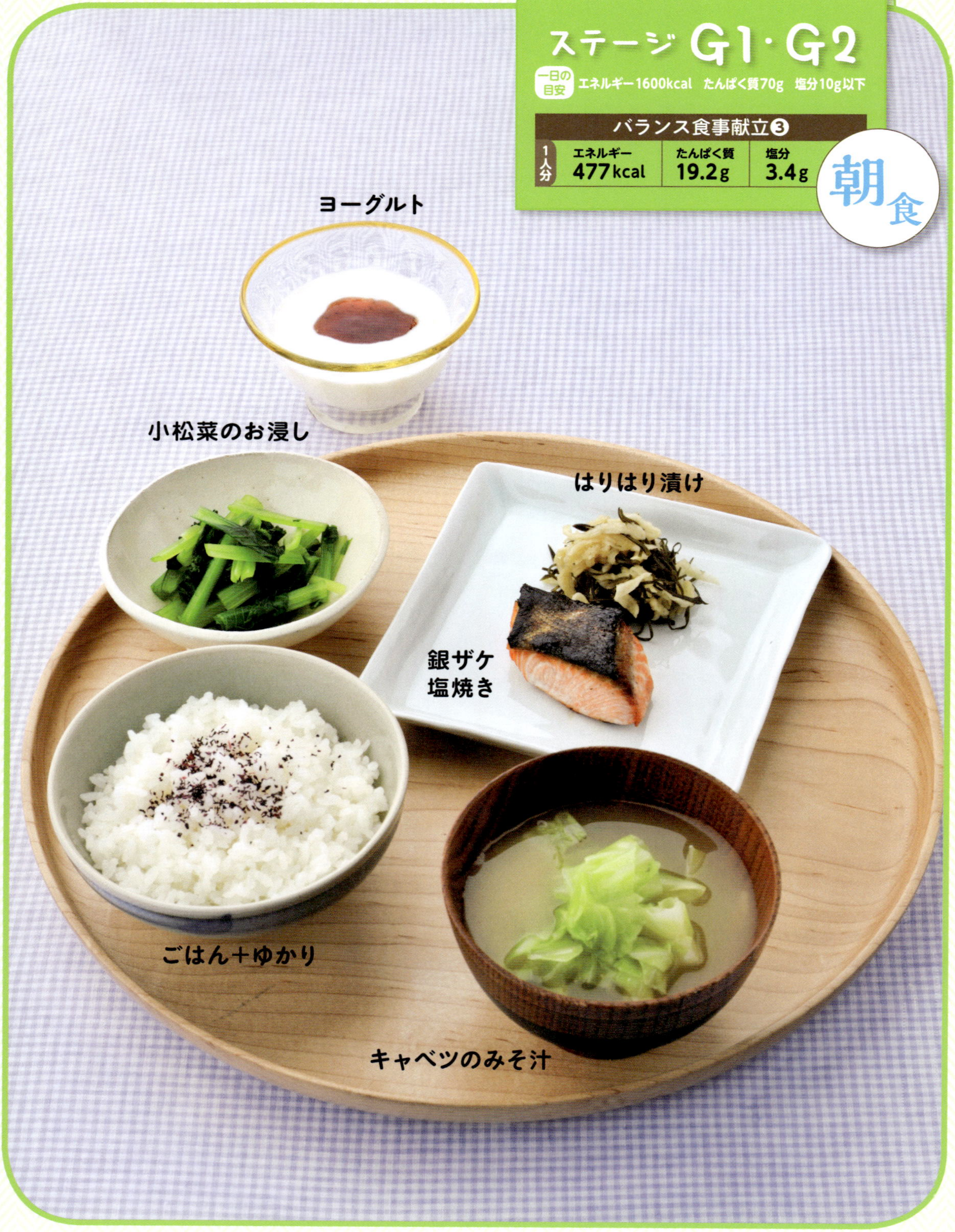

ステージG1・G2

朝食

昼食

夕食

RECIPE

キャベツのみそ汁

1人分 エネルギー 32 kcal たんぱく質 2.0g 塩分 1.4g

材料（1人分）

キャベツ……………… 1/2枚(40g)
だし………………… 3/4カップ(150mℓ)
みそ………………… 小さじ2(12g)

作り方

1 なべにキャベツとだしを入れて煮る。
2 火が通ったらみそをとき入れ、火を消す。

はりはり漬け

1人分 エネルギー 29 kcal たんぱく質 0.6g 塩分 0.4g

材料（4人分）

切り干し大根（乾）……………… 20g
ⓐ 刻み昆布……………… 4g
ⓐ 砂糖……………… 大さじ1 1/3(12g)
ⓐ 酢……………… 大さじ1弱(14g)
ⓐ しょうゆ……………… 小さじ1 1/3(8g)
ⓐ 顆粒和風だし……… ミニスプーン1/6 (0.1g)

作り方

1 切り干し大根は水でもどして2～3分ゆで、水にとってさめたら水けを絞る。長ければ3～5cm長さに切る。
2 ポリ袋に**1**とⓐを入れ、空気を抜いて口を閉じ、一晩漬け込む（ポリ袋の中に、なるべく空気が入らないようにする）。

銀ザケ塩焼き

1人分 エネルギー 82 kcal たんぱく質 7.8g 塩分 0.6g

材料（1人分）

銀ザケ（切り身）……………… 40g
塩……………… ミニスプーン1/2 (0.6g)

作り方

1 サケに塩をふり、グリルやオーブンで8～10分ほど焼いて火を通す。

ヨーグルト

1人分 エネルギー 83 kcal たんぱく質 3.6g 塩分 0.1g

1人分

プレーンヨーグルト……… 100g
いちごジャム…… 小さじ2強(15g)

ごはん

1人分 エネルギー 239 kcal たんぱく質 4.1g 塩分 0g

1人分

ごはん……………… 160g

ゆかり

1人分 エネルギー 4 kcal たんぱく質 0.2g 塩分 0.7g

1人分

ゆかり（ふりかけ）……… 1袋(1.7g)

小松菜のお浸し

1人分 エネルギー 8 kcal たんぱく質 0.9g 塩分 0.2g

材料（1人分）

小松菜……………… 1 1/2株(50g)
しょうゆ……………… 小さじ1/4(1.5g)
顆粒和風だし……… ミニスプーン1/6 (0.1g)

作り方

1 小松菜はゆでて冷水にとり、水けを絞って4～5cm長さに切る。
2 しょうゆとだしを合わせ、**1**にかける。

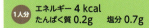

ステージ G1・G2

一日の目安 エネルギー1600kcal たんぱく質70g 塩分10g以下

バランス食事献立③

1人分	エネルギー 561kcal	たんぱく質 18.6g	塩分 3.5g

昼食

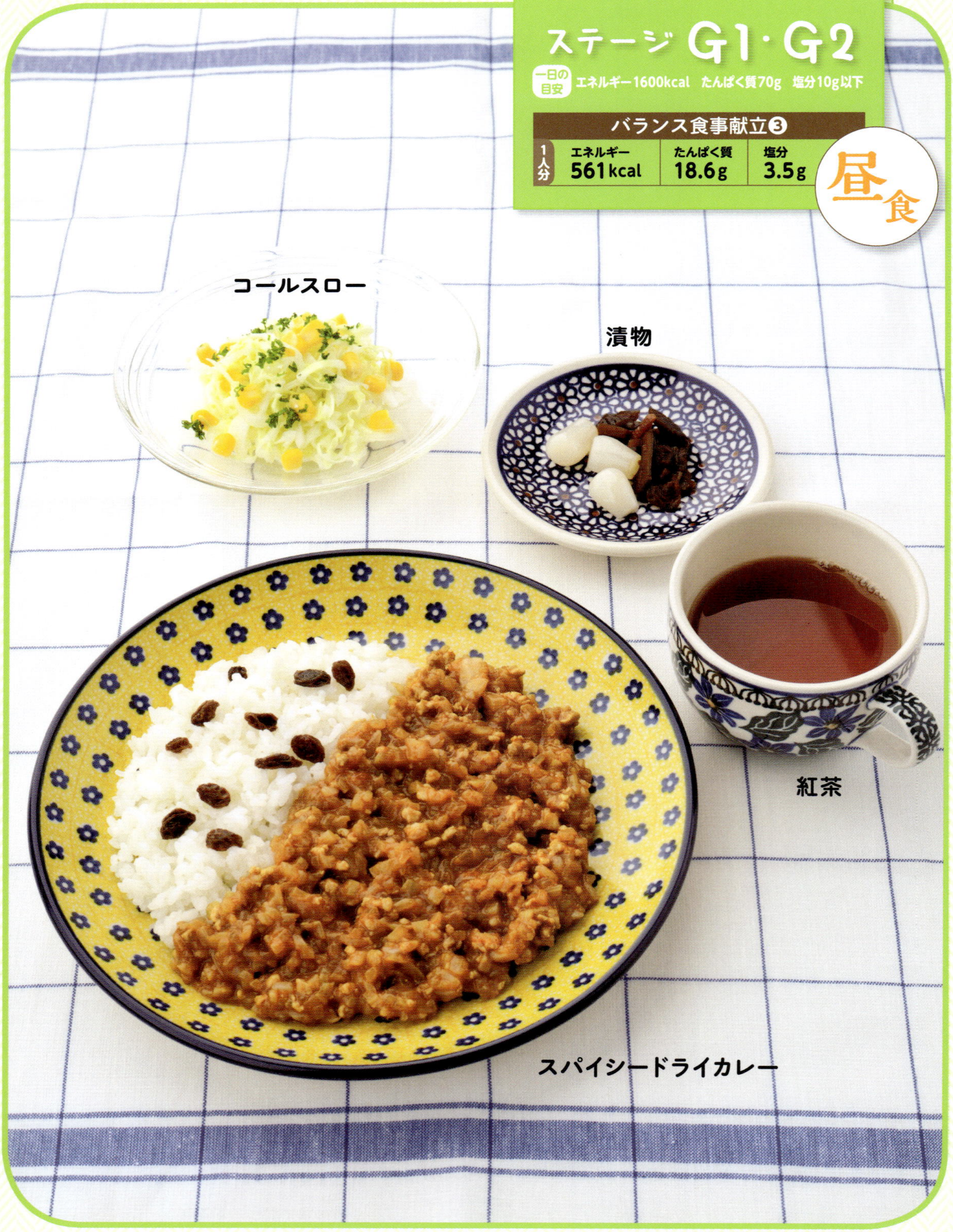

漬物

1人分 エネルギー 23 kcal たんぱく質 0.1g 塩分 0.5g

1人分

らっきょう漬け……3個(9g)
福神漬け……8g

紅茶

1人分 エネルギー 2 kcal たんぱく質 0.1g 塩分 0g

1人分

紅茶……1杯(120mℓ)

コールスロー

1人分 エネルギー 26 kcal たんぱく質 1.0g 塩分 0.4g

材料（4人分）

キャベツ……2枚(160g)
玉ねぎ……1/5個(40g)
塩……ミニスプーン1/3(0.4g)
スイートコーン缶詰め……40g
パセリのみじん切り…小さじ1弱(0.8g)
ノンオイルドレッシング※…大さじ3 1/3(40g)

作り方

1 キャベツはせん切りにし、塩の半量をふって軽くもむ。
2 玉ねぎは縦に薄切りにし、残りの塩をふってよくもみ、水にさらして水けを絞る。
3 コーンは汁けをきる。
4 **1**、**2**、**3**をドレッシングであえ、器に盛ってパセリを散らす。
※ノンオイルドレッシングは、フレンチタイプのものが合います。

スパイシードライカレー

1人分 エネルギー 510 kcal たんぱく質 17.4g 塩分 2.6g

材料（4人分）

豚ひき肉……200g
にんにく……少量(0.4g)
玉ねぎ……2 1/2個(480g)
セロリ……2/3本(40g)
サラダ油……小さじ2(8g)
ⓐ トマトケチャップ……大さじ4(60g)
ⓐ カレールー(辛口)……60g
ⓐ カレー粉……小さじ1(2g)
ⓐ 顆粒ブイヨン……小さじ2/3(2g)
ⓐ 顆粒鶏がらだし……小さじ1/2強(1.6g)
ⓐ 牛乳……大さじ1 1/3(20mℓ)
ⓐ りんごジュース……8g
ごはん（1人分）……160g
レーズン（1人分）……5g

作り方

1 にんにく、玉ねぎ、セロリはみじん切りにする。カレールーは細かく刻む。
2 フライパンに油を熱し、**1**のにんにくをいためる。香りが出たらひき肉を入れていため、肉に火が通ったら**1**の玉ねぎ、セロリを加えていためる。
3 ⓐを加えて、焦げないように適宜水を加えながら20分ほど煮込む。
4 器にごはんと**3**の1/4量を盛り合わせ、レーズンを散らす。

数種類の材料を合わせて、味に深みを

「減塩した料理はおいしくない」と思われがちですが、けっしてそんなことはありません。塩分を控えても、数種類の材料を合わせることで複雑な味わいになり、味に深みを出すことができるのです。たとえばカレーの場合、市販のルー1種類をたくさん使うのではなく、ここで紹介するレシピのように、カレールーの量を少し減らし、カレー粉、ブイヨン、だし、トマトケチャップなどを加えて作ると、減塩しながらおいしく仕上げることができます。ケチャップ煮（80ページ）を作る場合にも、トマト水煮缶だけでなく、少量のトマトケチャップを加えたほうがおいしくなります。

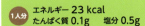

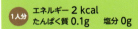

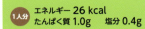

ステージ G1・G2

一日の目安 エネルギー1600kcal　たんぱく質70g　塩分10g以下

バランス食事献立③ 夕食

1人分	エネルギー	たんぱく質	塩分
	542kcal	27.2g	2.8g

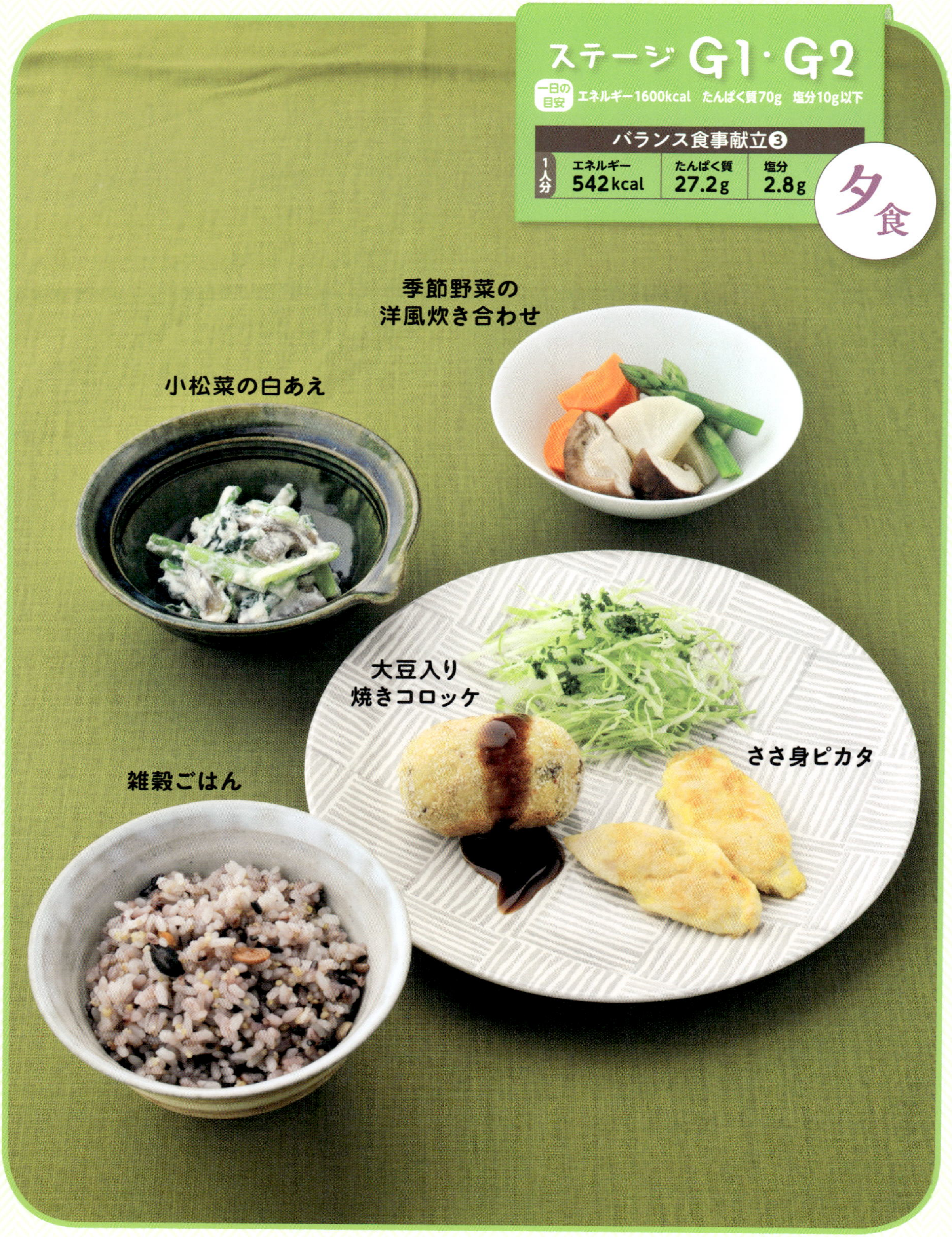

RECIPE

季節野菜の洋風炊き合わせ

1人分　エネルギー 23 kcal　たんぱく質 1.3g　塩分 0.7g

材料（1人分）

大根……30g
にんじん……1/6本（20g）
グリーンアスパラガス…小2本（20g）
生しいたけ……大1個（20g）
水……大さじ2（30㎖）
ⓐ 酒……小さじ2/5（2g）
ⓐ 塩……ミニスプーン1/2弱（0.5g）
ⓐ 顆粒コンソメ……小さじ1/6（0.5g）

作り方

1 大根、にんじんは乱切りにし、アスパラは食べやすい長さに切る。しいたけは軸を除いて2～3等分する。
2 大根とにんじんは、いっしょに電子レンジで1分30秒～2分ほど加熱する。
3 なべに水、野菜、しいたけを入れて火にかける。
4 全体に火が通ったら、ⓐを入れて汁けがほぼなくなるまで煮る。

雑穀ごはん

1人分　エネルギー 238 kcal　たんぱく質 4.4g　塩分 0.5g

1人分

雑穀ごはん……160g

※雑穀ごはんは、白米にあわ、ひえ、きび、ごま、赤米、黒米などの数種類の雑穀を混ぜて炊きます。雑穀は白米に比べ、ミネラルや食物繊維を豊富に含んでいます。

ささ身ピカタ

1人分　エネルギー 83 kcal　たんぱく質 10.3g　塩分 0.3g

材料（1人分）

鶏ささ身……40g
ⓐ 塩……ミニスプーン1/4（0.3g）
ⓐ こしょう……少量
小麦粉……小さじ2/3（2g）
とき卵……7g
サラダ油……小さじ1/2強（2.5g）

作り方

1 鶏ささ身は2等分のそぎ切りにして、ⓐで下味をつける。
2 **1**に小麦粉、卵を順につけ、油を熱したフライパンで両面焼いて火を通す。

小松菜の白あえ

1人分　エネルギー 53 kcal　たんぱく質 2.9g　塩分 0.4g

材料（1人分）

小松菜……1株（30g）
こんにゃく……5g
絹ごし豆腐……30g
ⓐ みりん……少量（0.5g）
ⓐ 塩……ミニスプーン1/6（0.2g）
ⓐ しょうゆ……小さじ1/4（1.5g）
ⓐ 砂糖……小さじ1/2（1.5g）
ⓐ すり白ごま……小さじ1 1/3（4g）

作り方

1 小松菜はゆでて冷水にとり、水けを絞って3㎝長さに切る。
2 こんにゃくは下ゆでして、3㎝長さの短冊切りにする。
3 豆腐は水切りし、手でつぶす。
4 **1**、**2**、**3**とⓐを混ぜ合わせる。

大豆入り焼きコロッケ

1人分　エネルギー 145 kcal　たんぱく質 8.3g　塩分 0.9g

材料（1人分）

じゃが芋……30g
大豆水煮缶詰め……30g
牛もも赤身ひき肉……10g
サラダ油……小さじ1/8（0.5g）
ⓐ 塩……ミニスプーン1/4（0.3g）
ⓐ こしょう……少量
衣 小麦粉……小さじ2/3（2g）
衣 とき卵……3g
衣 パン粉……大さじ1 1/3（4g）
サラダ油……小さじ1/2弱（1.5g）
キャベツ……1/3枚（30g）
パセリ……少量（0.5g）
中濃ソース……小さじ1/3（8g）

作り方

1 じゃが芋は乱切りにしてやわらかくゆでる。
2 **1**と水けをきった大豆を合わせてマッシャーでつぶす。
3 フライパンに油を熱し、牛ひき肉をいためる。
4 ボールに**2**と**3**を入れて混ぜ合わせ、ⓐを加えてさらに混ぜる。
5 **4**を俵形にし、小麦粉、とき卵、パン粉の順にまぶし、油を熱したフライパンで全面を焼く。
6 皿に盛り、中濃ソースをかける。キャベツのせん切りを添え、パセリを散らす。

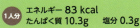

ステージ G3a

一日の目安　エネルギー1600kcal　たんぱく質60g　塩分6g

ゆるやか たんぱく質制限・減塩食事献立❶

1人分	エネルギー	たんぱく質	塩分
	510kcal	17.2g	2.1g

朝食

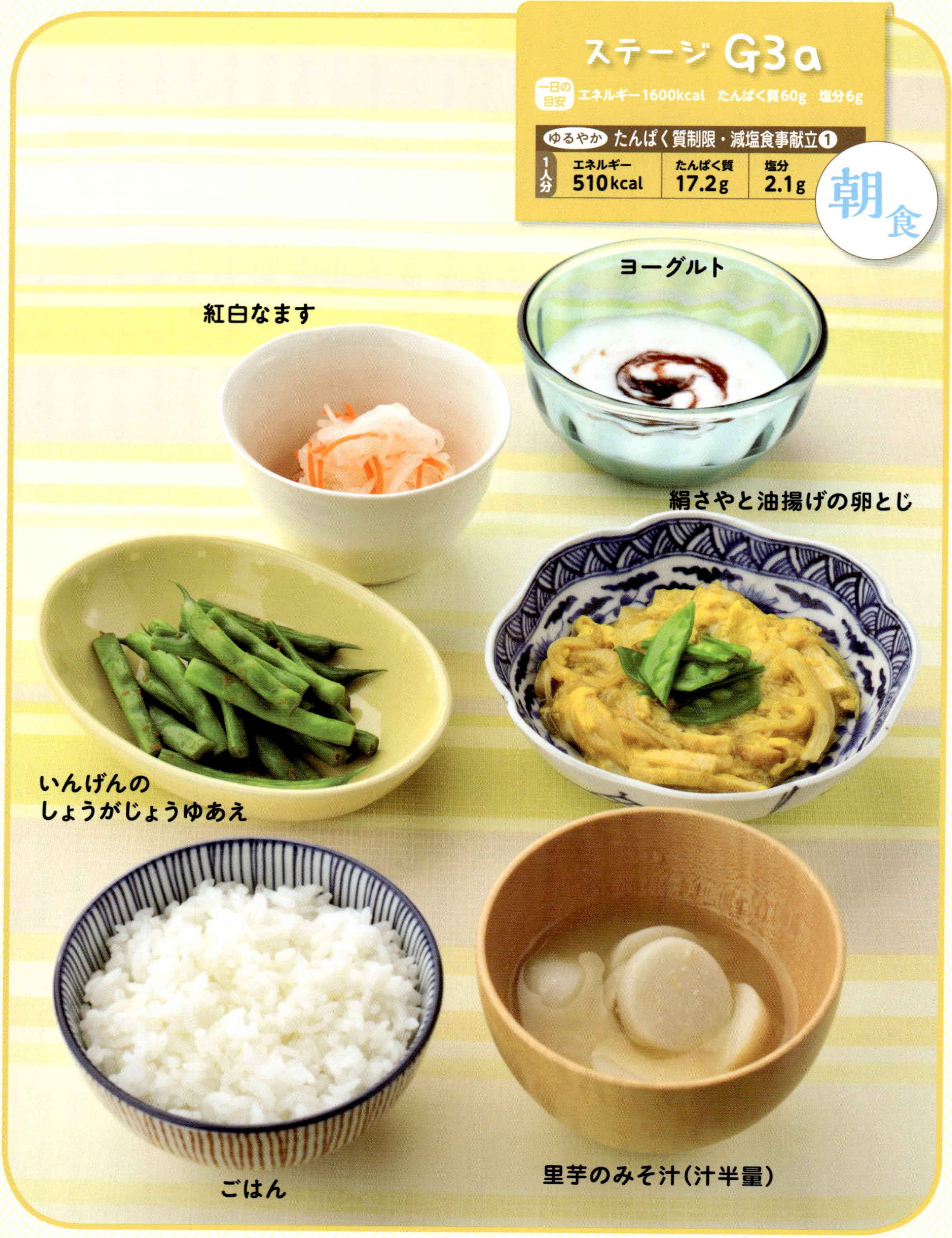

紅白なます

1人分 エネルギー 20 kcal
たんぱく質 0.2g　塩分 0.2g

材料（4人分）

大根……5㎝(200g)
にんじん……20g
ⓐ
- 砂糖……大さじ1弱(8g)
- 酢……大さじ1弱(14g)
- 塩……ミニスプーン2/3(0.8g)
- 顆粒和風だし……ミニスプーン2/3(0.4g)

作り方

1 大根、にんじんはせん切りにし、塩少量（分量外）をふって10分おき、水洗いして水けを絞る。

2 ⓐを混ぜ合わせて1をあえる。

いんげんのしょうがじょうゆあえ

1人分 エネルギー 13 kcal
たんぱく質 1.0g　塩分 0.3g

材料（1人分）

さやいんげん……7本(50g)
塩……少量(0.1g)
ⓐ
- おろししょうが……少量(0.5g)
- しょうゆ……小さじ1/4(1.5g)
- 顆粒和風だし……ミニスプーン1/6(0.1g)

作り方

1 さやいんげんは筋を除き、ゆでて湯をきる。3等分に切って塩をふる。

2 ⓐを混ぜ合わせて1をあえる。

絹さやと油揚げの卵とじ

1人分 エネルギー 114 kcal
たんぱく質 6.6g　塩分 0.8g

材料（1人分）

油揚げ……1/2枚(10g)
玉ねぎ……1/6個(30g)
さやえんどう……4枚(10g)
ⓐ
- 顆粒和風だし……ミニスプーン1/2(0.3g)
- 砂糖……小さじ1/3(1g)
- しょうゆ……小さじ2/3(4g)
- みりん……小さじ1/2(3g)
- 水……大さじ1(15g)

とき卵……1/2個分(30g)

作り方

1 油揚げは縦半分に切って5㎜幅に切る。玉ねぎは縦に薄切りにする。

2 さやえんどうは筋を除いて斜め半分に切り、下ゆでする。

3 なべにⓐを入れて煮立て、1を入れて煮る。アクが出たら除く。

4 玉ねぎが透き通ったら、とき卵をまわし入れ、2をのせて火を消し、器に盛る。

ごはん

1人分 エネルギー 239 kcal
たんぱく質 4.1g　塩分 0g

1人分

ごはん……160g

ヨーグルト

1人分 エネルギー 83 kcal
たんぱく質 3.6g　塩分 0.1g

1人分

ヨーグルト（無糖）…1/2カップ弱(100g)
いちごジャム……大さじ2/3(15g)

里芋のみそ汁（汁半量）

1人分 エネルギー 41 kcal
たんぱく質 1.7g　塩分 0.7g

材料（1人分）

冷凍里芋……40g（生でもよい）
ⓐ
- だし……大さじ5(75㎖)
- みそ……小さじ1(6g)

※ⓐは通常の1人分の汁量の半量です。

作り方

1 なべにだしと里芋を入れて煮る。

2 火が通ったらみそをとき入れ、火を消す。

※汁量が半量のため作りにくい場合は、ⓐを材料表の2倍量で作って、半量の汁を盛ってもよい。

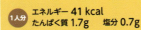

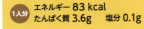

ステージ G3a

一日の目安　エネルギー1600kcal　たんぱく質60g　塩分6g

ゆるやか　たんぱく質制限・減塩食事献立①

1人分	エネルギー	たんぱく質	塩分
	621kcal	17.9g	1.5g

昼食

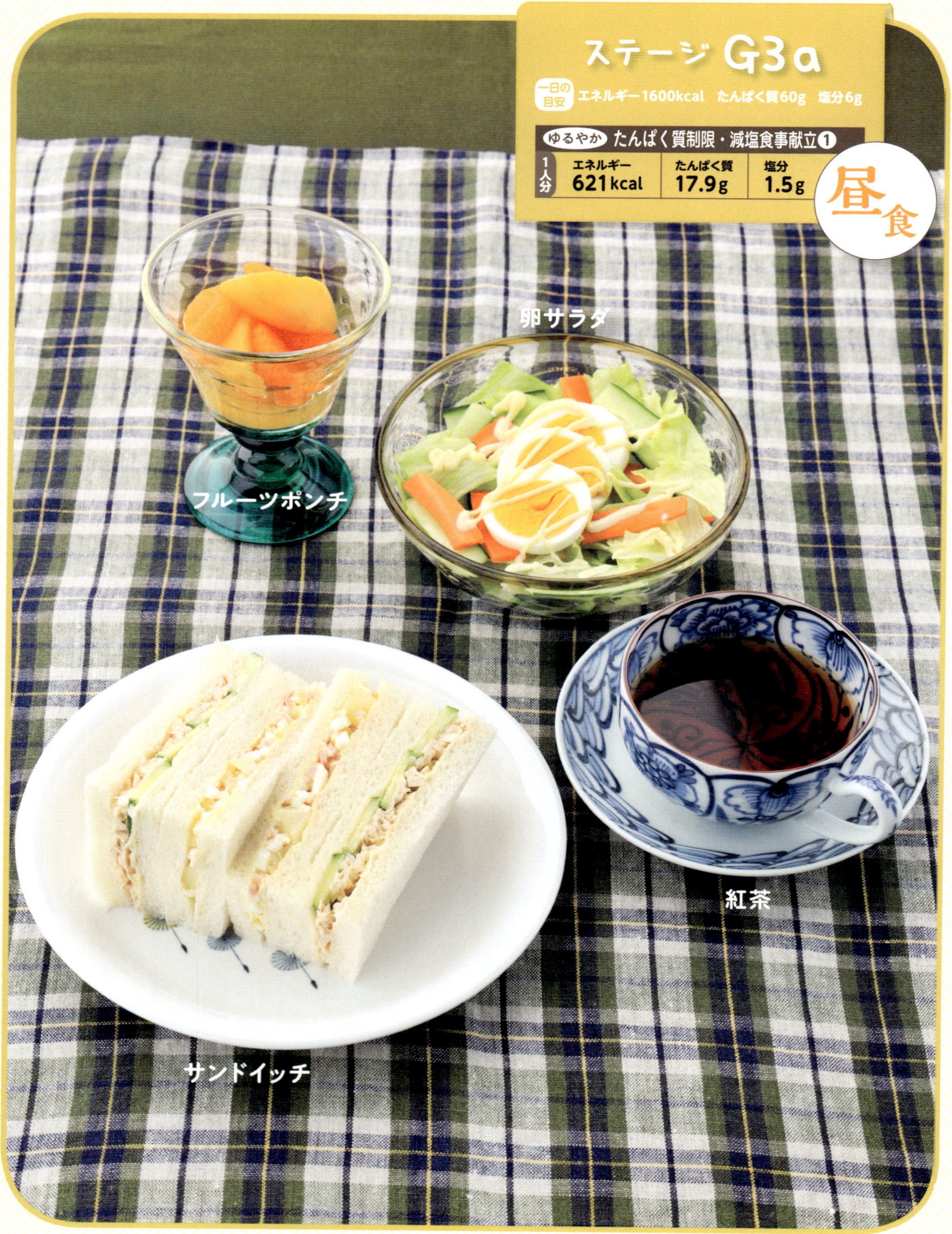

フルーツポンチ

1人分 エネルギー 67 kcal
たんぱく質 0.4g　塩分 0g

材料（1人分）

黄桃缶詰め……45g
みかん缶詰め……45g

作り方

1 黄桃は食べやすい大きさに切り、みかんとともに器に盛る。

紅茶

1人分 エネルギー 2 kcal
たんぱく質 0.1g　塩分 0g

1人分

紅茶……1杯（120ml）

卵サラダ

1人分 エネルギー 121 kcal
たんぱく質 3.8g　塩分 0.3g

材料（1人分）

レタス……大1枚（50g）
きゅうり……1/5本（20g）
にんじん……10g
ゆで卵……1/2個分（25g）
マヨネーズ……小さじ2 1/2（10g）

作り方

1 レタスは食べやすい大きさにちぎる。きゅうり、にんじんは短冊切りに、ゆで卵は輪切りにする。
2 すべての材料を彩りよく盛り合わせ、マヨネーズをかける。

サンドイッチ

1人分 エネルギー 431 kcal
たんぱく質 13.6g　塩分 1.2g

材料（1人分）

食パン（10枚切り）……4枚（140g）
（耳を除いて90g）

バター……小さじ2弱（7g）
ときがらし……3g（粉1.2g＋水1.8g）

ⓐ
じゃが芋……20g
ロースハム……5g
ゆで卵……10g
マヨネーズ……小さじ1（4g）
塩……少量

ⓑ
ツナ油漬け缶詰め……20g
玉ねぎのみじん切り……10g
マヨネーズ……小さじ1/2（2g）
塩……少量
きゅうり……10g

作り方

1 食パンは片面にからしバターを塗る。
2 じゃが芋は1cm角に切り、水をふって電子レンジで30～40秒加熱する。あら熱がとれたら、細かく切ったハムとゆで卵、マヨネーズ、塩を混ぜ合わせる。
3 ツナは汁けをきり、玉ねぎのみじん切り、マヨネーズ、塩を混ぜ合わせる。
4 きゅうりは斜め薄切りにし、水けをふく。
5 1の食パンにⓐ、ⓑをそれぞれはさみ、パンの耳を切り除いて食べやすく切る。

パン食は、隠れた塩分に注意！

ごはんは塩分ゼロですが、パンはそれ自体に塩分を含んでいます。また、パンといっしょに食べることの多い、ハムやウインナーソーセージといった加工肉、チーズやバターなどの乳製品にも、意外に塩分が含まれているため、全体として塩分の多い献立になりがちです。塩分の多い食品は、量を少なめに調節しましょう。ここで紹介した献立では、サンドイッチの具にハムやツナ缶を使っていますが、じゃが芋やゆで卵、玉ねぎと合わせることで、使用量を少なめにおさえています。

ステージ G3a

一日の目安 エネルギー1600kcal　たんぱく質60g　塩分6g

ゆるやか たんぱく質制限・減塩食事献立①

1人分	エネルギー	たんぱく質	塩分
	492kcal	22.0g	1.9g

夕食

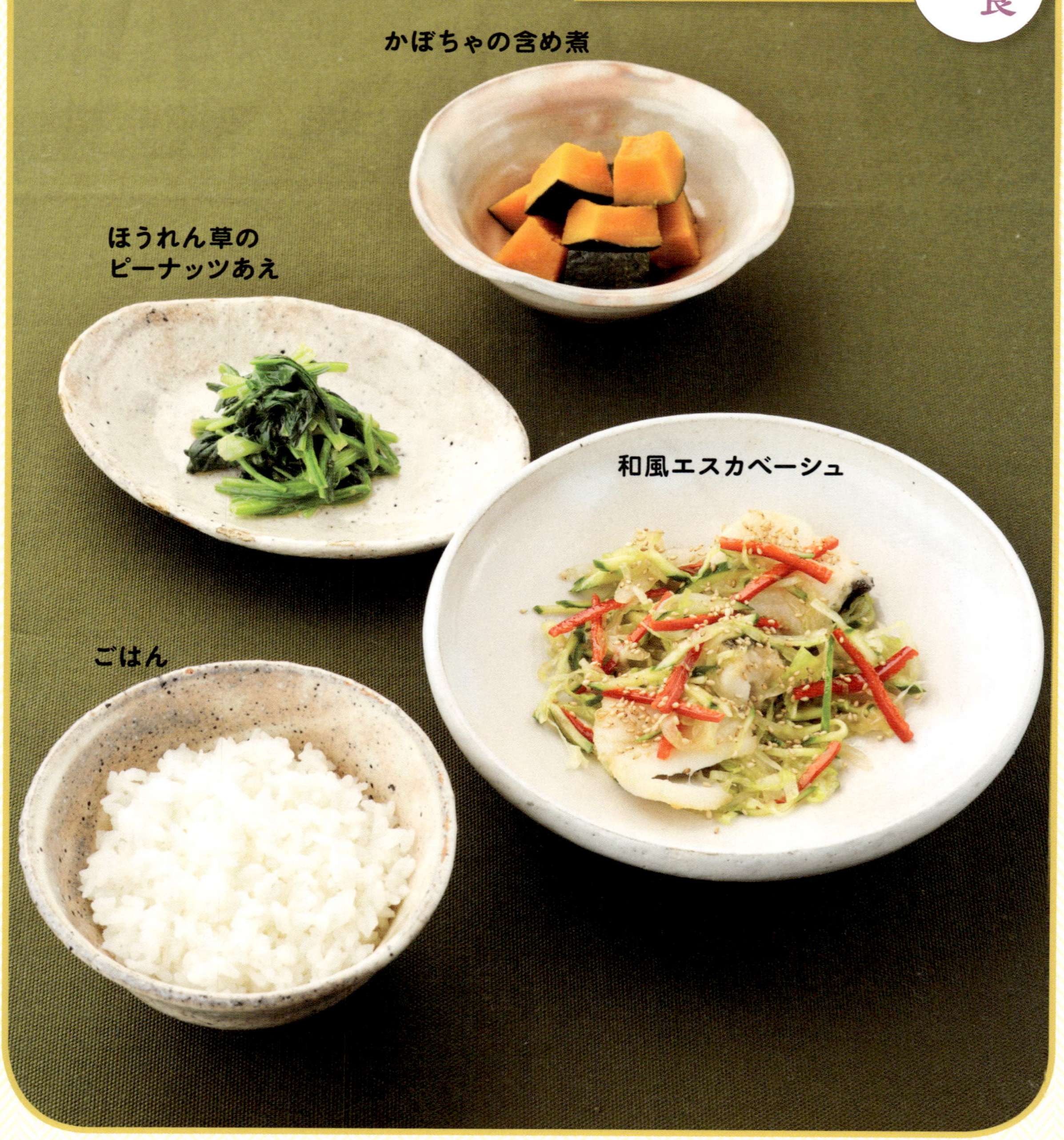

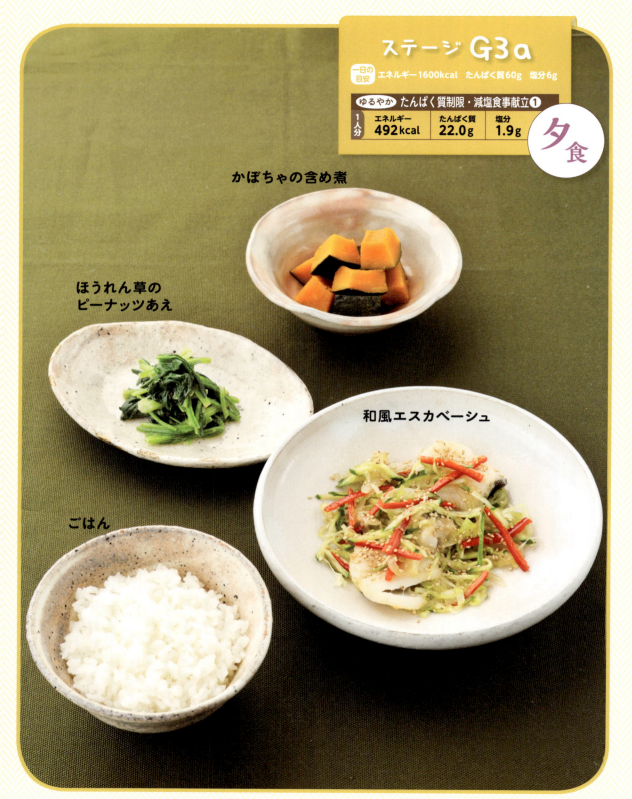

RECIPE

ステージG3a

朝食
昼食
夕食

ほうれん草のピーナッツあえ

1人分 エネルギー 44 kcal　たんぱく質 2.8g　塩分 0.4g

材料（1人分）

ほうれん草……3株(50g)
a
- ピーナッツバター(無糖)……4g
- 砂糖……小さじ1/3(1g)
- みりん……小さじ1/6(1g)
- しょうゆ……小さじ1/5(1.2g)

作り方

1 ほうれん草はゆでて水にとり、水けを絞る。3～4cm長さに切る。

2 aを混ぜ合わせて1をあえる。

ごはん

1人分 エネルギー 239 kcal　たんぱく質 4.1g　塩分 0g

1人分

ごはん……160g

かぼちゃの含め煮

1人分 エネルギー 101 kcal　たんぱく質 2.1g　塩分 0.4g

材料（1人分）

かぼちゃ……90g
a
- 酒……小さじ2/5(2g)
- 砂糖……小さじ2/3(2g)
- みりん……小さじ1/3(2g)
- 減塩しょうゆ……小さじ2/3(4g)
- 顆粒和風だし……ミニスプーン1/2(0.3g)
- 水……大さじ2(30㎖)

作り方

1 かぼちゃは2cm角に切る。

2 なべにaとかぼちゃを入れて煮立て、弱火にして火が通るまで煮る。途中煮汁が足りなくなったら、焦げないように適宜水を足す。

和風エスカベーシュ

1人分 エネルギー 108 kcal　たんぱく質 13.0g　塩分 1.1g

材料（1人分）

- タラ（切り身）……70g
- 塩……ミニスプーン1/6(0.2g)
- こしょう……少量
- 小麦粉……小さじ1 1/3(4g)

オリーブ油……小さじ1/4(1g)
a
- 酢……小さじ1(5g)
- しょうゆ……小さじ5/6(5g)
- オリーブ油……小さじ1/4(1g)

レタス……小1/2枚(15g)
きゅうり……1/5本(20g)
赤ピーマン……5g
玉ねぎ……20g
いり白ごま……小さじ1/3(1g)

作り方

1 タラは2～3等分のそぎ切りにし、塩とこしょうで下味をつける。

2 フライパンにオリーブ油を熱し、1に小麦粉を薄くまぶして入れ、こんがりと焼く。

3 レタス、きゅうり、ピーマンはせん切り、玉ねぎは縦に薄切りにし、塩少量（分量外）をふって10分おき、水洗いして水けを絞る。

4 aを混ぜ合わせて3をあえる。

5 器に2と4を盛り合わせ、ごまをふる。

風味をいかしたあえ衣で減塩副菜

お浸しは、しょうゆをかけすぎて塩分が過剰になりがちです。ピーナッツのこくと香りをいかしたピーナッツあえにすれば、塩分は少なめにおさえられます。ほうれん草以外の青菜や、にんじん、さやいんげん、ブロッコリーなどをあえてもおいしくいただけます。風味をいかしたあえ衣としてはほかにも、ごまあえ（50、72、84ページ）、からしあえ（42、92ページ）などが定番です。ゆず、しそ、しょうが、のりといった香りのよい食材をじょうずに組み合わせましょう。

ステージ G3a

一日の目安 エネルギー1600kcal　たんぱく質60g　塩分6g

ゆるやか たんぱく質制限・減塩食事献立❷

1人分	エネルギー	たんぱく質	塩分
	526kcal	18.0g	2.4g

朝食

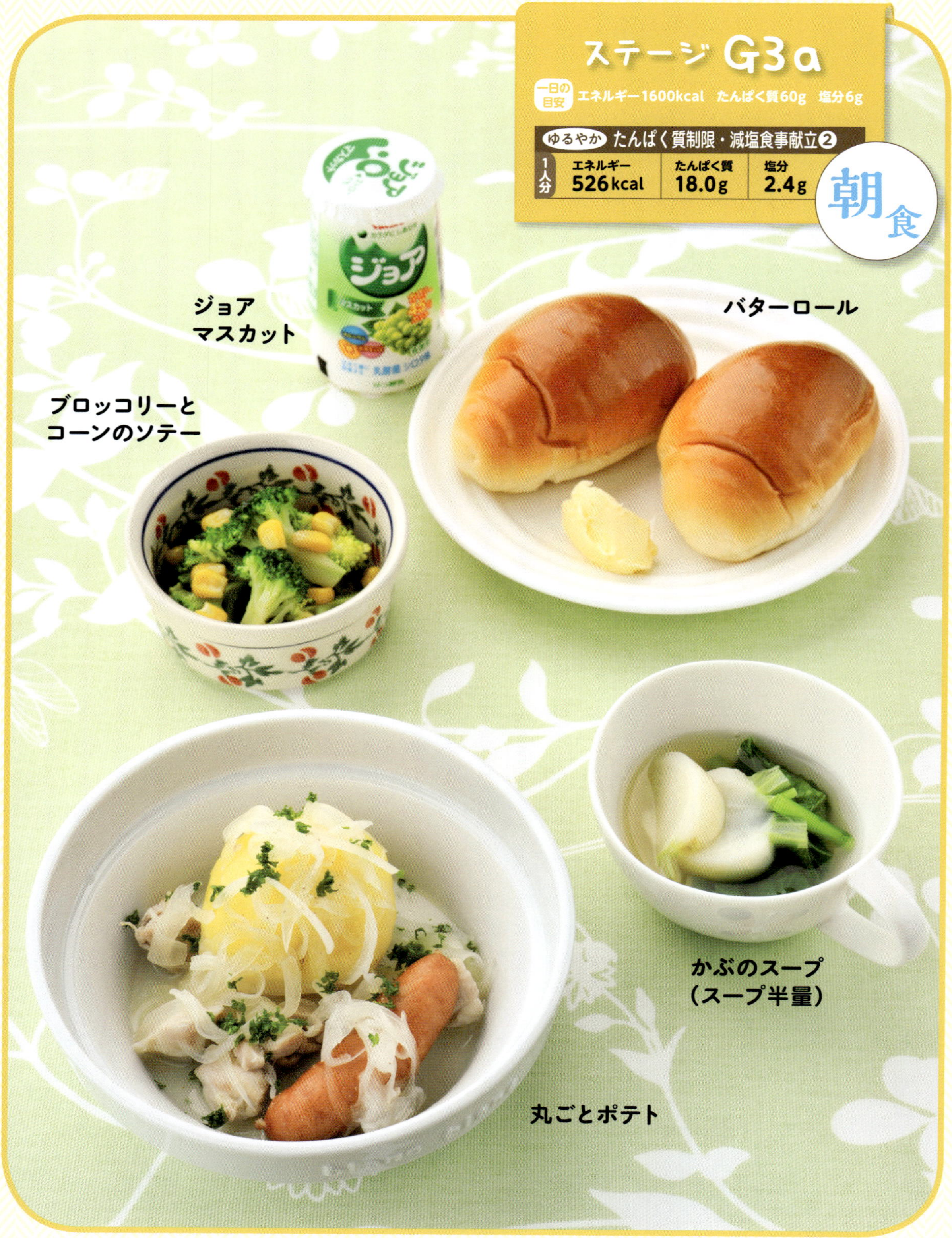

かぶのスープ（スープ半量）

1人分　エネルギー 5 kcal　たんぱく質 0.2g　塩分 0.4g

材料（1人分）

かぶ（皮つき）……… 小1/4個（15g）
かぶの葉 ……………………… 5g
ⓐ
- 水 ……………… 大さじ4 1/3（65mℓ）
- 顆粒コンソメ ……… 小さじ1/6（0.5g）
- 塩 ……………… ミニスプーン1/6強（0.25g）
- こしょう ……………………… 少量

※ⓐは通常の1人分のスープ量の半量です。

作り方

1 かぶは皮つきのままくし形切りにする。かぶの葉は3～4cm長さに切る。

2 なべに水、コンソメ、**1**を入れて火にかけ、かぶに火が通ったら塩とこしょうで調味する。

※スープ量が半量のため作りにくい場合は、ⓐを材料表の2倍量で作って、半量のスープを盛ってもよい。

ブロッコリーとコーンのソテー

1人分　エネルギー 29 kcal　たんぱく質 1.6g　塩分 0.2g

材料（1人分）

ブロッコリー ……………………… 30g
スイートコーン …………………… 10g
（冷凍または缶詰め）
- 塩 ………………… ミニスプーン1/6（0.2g）
- こしょう ……………………… 少量

サラダ油 ……………… 小さじ1/4（1g）

作り方

1 ブロッコリーは小房に分けて下ゆでする。コーンは冷凍ならさっとゆでてもどす。

2 フライパンに油を熱し、**1**をいため、塩とこしょうで調味する。

丸ごとポテト

1人分　エネルギー 172 kcal　たんぱく質 6.7g　塩分 0.9g

材料（1人分）

じゃが芋 ……………… 小1個（80g）
あらびきウインナー ……… 1本（14g）
鶏もも肉 ……………………… 20g
玉ねぎ ……………………… 1/4個（50g）
顆粒コンソメ ……… 小さじ1/2弱（1.3g）
こしょう ……………………… 少量
パセリ ………………………… 少量

作り方

1 玉ねぎは縦に薄切りにする。じゃが芋は丸のまま皮をむく。

2 なべにじゃが芋、ウインナー、コンソメ、かぶる程度の水を入れて火にかけ、煮立ったら玉ねぎ、ひと口大に切った鶏肉も加える。じゃが芋に火が通るまで弱火から中火で煮る。

3 火を強めて水分をとばし、器に盛って、こしょうとパセリのみじん切りをふる。

ジョア マスカット

1人分　エネルギー 50 kcal　たんぱく質 3.9g　塩分 0.1g

1人分

ジョア マスカット …… 1本（125mℓ）

バターロール

1人分　エネルギー 270 kcal　たんぱく質 5.6g　塩分 0.8g

1人分

バターロール …………… 2個（80g）
マーガリン ……………… 小さじ2（8g）

ステージ G3a

一日の目安 エネルギー1600kcal　たんぱく質60g　塩分6g

ゆるやか たんぱく質制限・減塩食事献立②

1人分	エネルギー	たんぱく質	塩分
	494kcal	16.5g	1.9g

昼食

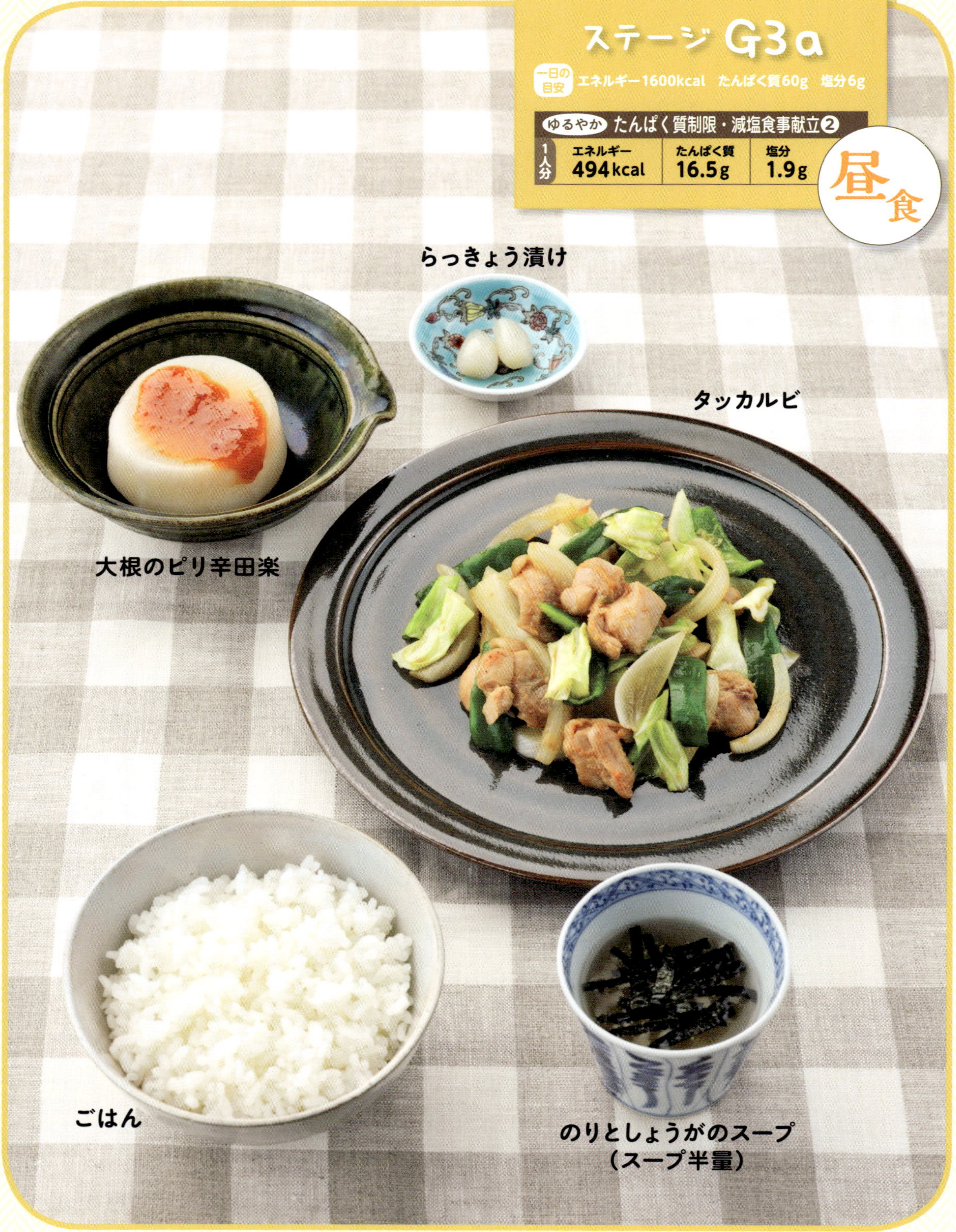

のりとしょうがのスープ(スープ半量)

1人分　エネルギー 2 kcal
たんぱく質 0.2g　塩分 0.5g

材料(1人分)

しょうがの薄切り……1/4枚(0.5g)
刻みのり……全型1/12枚
ⓐ 顆粒コンソメ……小さじ1/4(0.8g)
ⓐ 水……大さじ5(75mℓ)
ⓐ しょうゆ……ミニスプーン1/5(0.25g)
ⓐ 塩……少量(0.15g)
※ⓐは通常の1人分のスープ量の半量です。

作り方

1 しょうがはせん切りにして、器に入れる。
2 なべに水とコンソメを入れて煮立て、しょうゆと塩で調味する。
3 1の器に2を注ぎ、刻みのりを散らす。
※スープ量が半量のため作りにくい場合は、ⓐを材料表の2倍量で作って、半量のスープを盛ってもよい。

大根のピリ辛田楽

1人分　エネルギー 46 kcal
たんぱく質 1.1g　塩分 0.4g

材料(1人分)

大根……1/10本(90g)
顆粒和風だし……ミニスプーン1/2(0.3g)
ⓐ 砂糖……小さじ1 2/3(5g)
ⓐ 減塩みそ……小さじ5/6(5g)
ⓐ 豆板醤《とうばんじゃん》……0.2g

作り方

1 大根は厚い輪切りの状態で耐熱皿に入れ、ラップをして電子レンジで2分加熱する。
2 なべに1、顆粒だし、かぶる程度の水を入れ、大根がやわらかくなるまで煮る。
3 ⓐを耐熱容器に入れて混ぜ合わせ、電子レンジで10～20秒加熱する。
4 2の大根を器に盛り、3のみそを塗る。

らっきょう漬け

1人分　エネルギー 9 kcal
たんぱく質 0g　塩分 0.2g

1人分

らっきょう漬け……2個(6g)

ごはん

1人分　エネルギー 239 kcal
たんぱく質 4.1g　塩分 0g

1人分

ごはん……160g

タッカルビ

1人分　エネルギー 198 kcal
たんぱく質 11.1g　塩分 0.8g

材料(1人分)

鶏もも肉……60g
塩……ミニスプーン1/6(0.2g)
こしょう……少量
ⓐ コチュジャン……1g
ⓐ ごま油……小さじ1/2(2g)
ⓐ おろししょうが……小さじ1/3(2g)
ⓐ 酒……小さじ4/5(4g)
ⓐ 砂糖……小さじ2/3(2g)
ⓐ おろしにんにく……少量(0.5g)
ⓐ 減塩しょうゆ……小さじ5/6(5g)
キャベツ……小1/2枚(30g)
玉ねぎ……1/6個(30g)
ピーマン……小1個(20g)
サラダ油……小さじ1/2(2g)

作り方

1 鶏肉は一口大のそぎ切りにし、塩とこしょうをふる。
2 ポリ袋に1とⓐを入れてもみ、10～30分漬け込んで下味をつける。
3 キャベツは一口大に切り、玉ねぎは繊維に沿って1cm幅に、ピーマンは短冊切りにする。
4 フライパンに油を熱し、弱めの中火で2の鶏肉を焼く。
5 3の野菜を加えていため合わせ、野菜に火が通ったら器に盛る。
※タッカルビ：鶏肉と野菜を使った韓国の焼き肉料理。

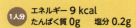

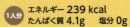

ステージ G3a

一日の目安　エネルギー1600kcal　たんぱく質60g　塩分6g

ゆるやか　たんぱく質制限・減塩食事献立②

1人分	エネルギー	たんぱく質	塩分
	572kcal	25.7g	1.5g

夕食

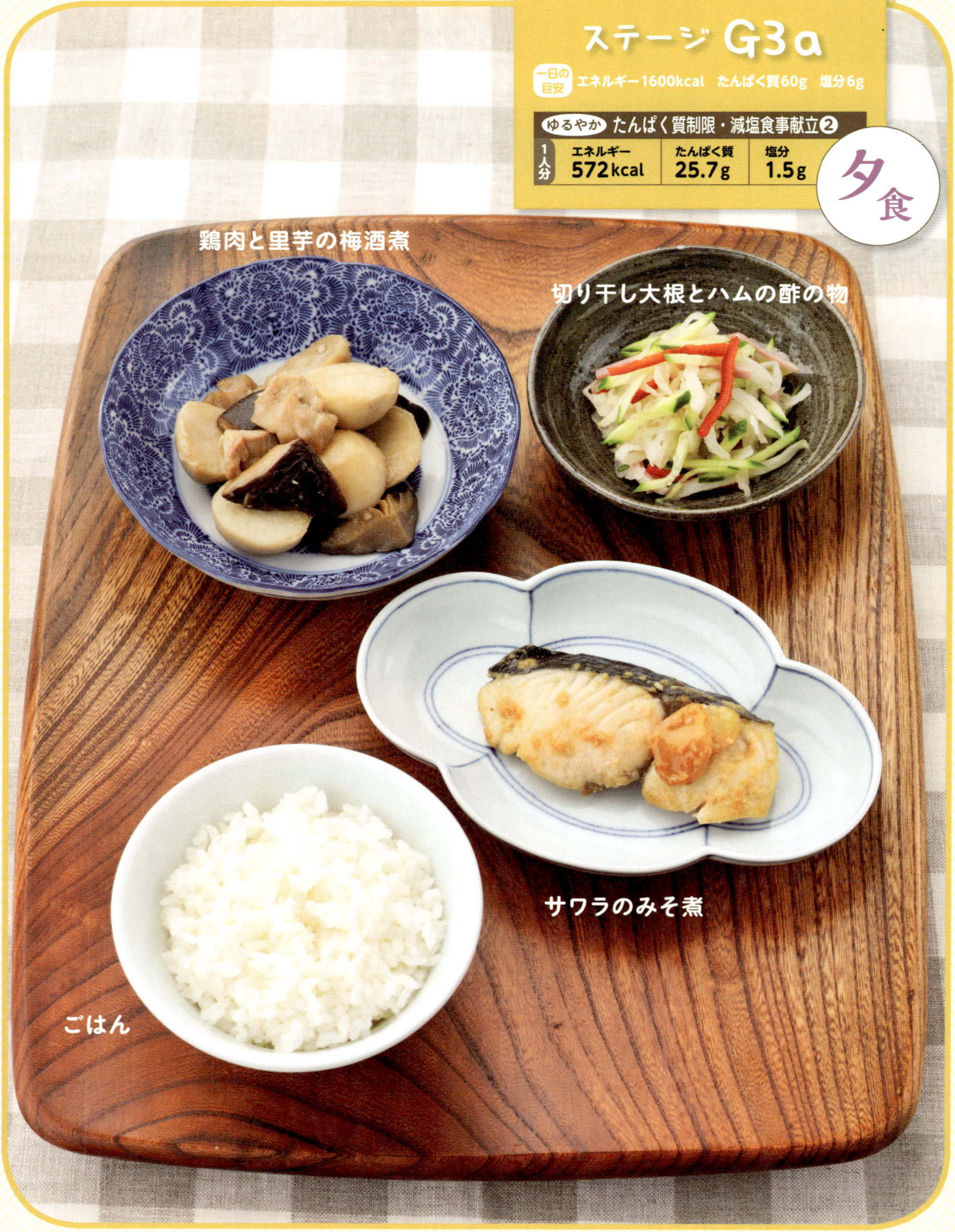
鶏肉と里芋の梅酒煮
切り干し大根とハムの酢の物
サワラのみそ煮
ごはん

切り干し大根とハムの酢の物

1人分　エネルギー 38 kcal　たんぱく質 1.5g　塩分 0.4g

材料（1人分）

切り干し大根（乾）……5g
きゅうり……10g
ハム……1/2枚（5g）
赤ピーマン……3g
ⓐ
砂糖……小さじ1/2（1.5g）
酢……小さじ1（5g）
しょうゆ……ミニスプーン2/3（0.8g）
塩……少量（0.1g）
ごま油……小さじ1/8（0.5g）

作り方

1 切り干し大根は水でもどして2～3分ゆで、冷水にとって水けを絞る。長ければ切る。

2 きゅうり、ハム、ピーマンは細切りにする。

3 ⓐを混ぜ合わせて**1**と**2**をあえる。

鶏肉と里芋の梅酒煮

1人分　エネルギー 127 kcal　たんぱく質 5.1g　塩分 0.5g

材料（1人分）

鶏もも肉……20g
冷凍里芋※……3個（60g）
干ししいたけ……小1個（1.5g）
サラダ油……小さじ1/3弱（1.5g）
ⓐ
梅酒……小さじ2（10g）
みりん……小さじ1/6（1g）
砂糖……小さじ1/2（1.5g）
減塩しょうゆ……小さじ1/2強（3.5g）
顆粒鶏がらだし……小さじ1/6（0.5g）
干ししいたけのもどし汁……1/5カップ（40g）

作り方

1 鶏肉は小さめに切る。干ししいたけはぬるま湯につけてもどし、大きければ切る。もどし汁はとっておく。里芋は電子レンジで解凍し、大きければ切る。

2 なべに油を熱して鶏肉をいため、里芋、しいたけ、ⓐを加えて中火で汁けがなくなるまで煮る。

※生の里芋を使う場合は、煮汁に水を足して長めに煮ます。

サワラのみそ煮

1人分　エネルギー 168 kcal　たんぱく質 15.0g　塩分 0.6g

材料（1人分）

サワラ（切り身）……70g
しょうがの薄切り……1枚（1g）
ⓐ
砂糖……小さじ2（6g）
酒……小さじ4/5（4g）
減塩みそ……小さじ1 1/3（8g）
減塩しょうゆ……ミニスプーン1/6（0.2g）
水……1/5カップ（40mℓ）

作り方

1 フライパンにⓐを合わせて煮立て、サワラとしょうがの薄切りを入れて、煮汁をかけながら弱めの中火で煮る。

2 サワラに火が通り、煮汁が少なくなったら、皿に盛りつけ、煮汁をかける。

ごはん

1人分　エネルギー 239 kcal　たんぱく質 4.1g　塩分 0g

1人分

ごはん……160g

梅酒独特のこくと風味、甘味を利用して

「鶏肉と里芋の梅酒煮」は、煮汁に梅酒を使うのがポイント。梅酒には独特のこくと風味があるので、味に深みが出ます。酒の代わりに梅酒を使ってみてはいかがでしょう。手作りしたけれど飲みきれない梅酒などは、いろいろな料理に使ってみるとよいでしょう。

ステージ G3a

一日の目安　エネルギー1600kcal　たんぱく質60g　塩分6g

ゆるやか たんぱく質制限・減塩食事献立③

1人分	エネルギー	たんぱく質	塩分
	490kcal	18.0g	2.4g

朝食

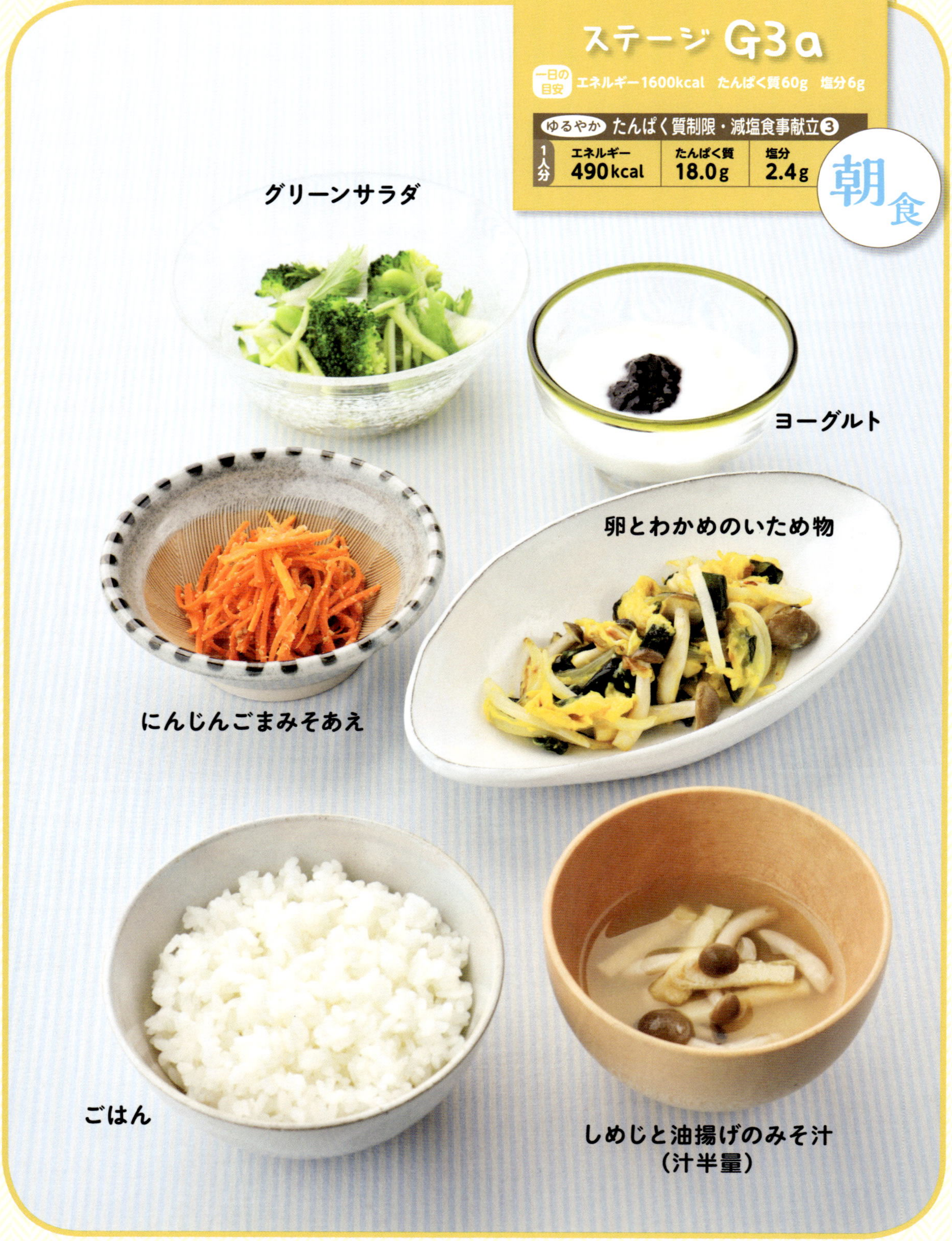

しめじと油揚げのみそ汁（汁半量）

1人分 エネルギー 33 kcal
たんぱく質 2.0g　塩分 0.7g

材料（1人分）

しめじ……10g
油揚げ……5g
ⓐ┌だし……大さじ5（75mℓ）
　└みそ……小さじ1（6g）
※ⓐは通常の1人分の汁量の半量です。

作り方

1 しめじは石づきを除いて小房に分ける。油揚げは5㎜幅に切る。
2 なべにだしと**1**を入れて煮る。
3 火が通ったらみそをとき入れ、火を消す。
※汁量が半量のため作りにくい場合は、ⓐを材料表の2倍量で作って、半量の汁を盛ってもよい。

にんじんごまみそあえ

1人分 エネルギー 33 kcal
たんぱく質 1.0g　塩分 0.5g

材料（1人分）

┌にんじん……小1/4本（30g）
└塩……少量（0.1g）
ⓐ┌すり白ごま……小さじ2/3（2g）
　│砂糖……小さじ1/3（1g）
　└みそ……小さじ1/2（3g）

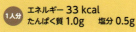

作り方

1 にんじんはせん切りにしてさっとゆで、塩をふる。
2 ⓐを混ぜ合わせて**1**をあえる。

グリーンサラダ

1人分 エネルギー 25 kcal
たんぱく質 2.6g　塩分 0.5g

材料（1人分）

┌ブロッコリー……30g
└塩……少量（0.1g）
冷凍枝豆……5g
レタス……10g
水菜……10g
きゅうり……10g
ノンオイルドレッシング
　青じそ風味……小さじ2（10g）

作り方

1 ブロッコリーは小房に分けてゆで、塩をふる。枝豆はゆでてさやから出す。
2 レタスは一口大に、水菜は3〜4㎝長さに切る。きゅうりはせん切りにする。
3 **1**、**2**をドレッシングであえる。

卵とわかめのいため物

1人分 エネルギー 71 kcal
たんぱく質 4.6g　塩分 0.6g

材料（1人分）

玉ねぎ……1/6個（30g）
しめじ……10g
カットわかめ（乾）……0.5g
とき卵……1/2個分（30g）
ⓐ┌塩……少量（0.1g）
　│こしょう……少量
　│酒……小さじ2/5（2g）
　│しょうゆ……小さじ1/3（2g）
　└顆粒和風だし……ミニスプーン1/6（0.1g）
サラダ油……小さじ1/4（1g）

作り方

1 玉ねぎは縦に薄切りにする。しめじは石づきを除いて小房に分ける。わかめはもどして水けを絞る。
2 とき卵にⓐを加えて混ぜる。
3 フライパンに油を熱して**1**をいため、火が通ったら**2**を加えて大きく混ぜ、火を消す。

ヨーグルト

1人分 エネルギー 89 kcal
たんぱく質 3.7g　塩分 0.1g

1人分

ヨーグルト（無糖）……1/2カップ弱（100g）
ブルーベリージャム
　……大さじ2/3強（15g）

ごはん

1人分 エネルギー 239 kcal
たんぱく質 4.1g　塩分 0g

1人分

ごはん……160g

ステージ G3a

一日の目安　エネルギー1600kcal　たんぱく質60g　塩分6g

ゆるやか たんぱく質制限・減塩食事献立③

1人分	エネルギー	たんぱく質	塩分
	533kcal	20.8g	2.2g

昼食

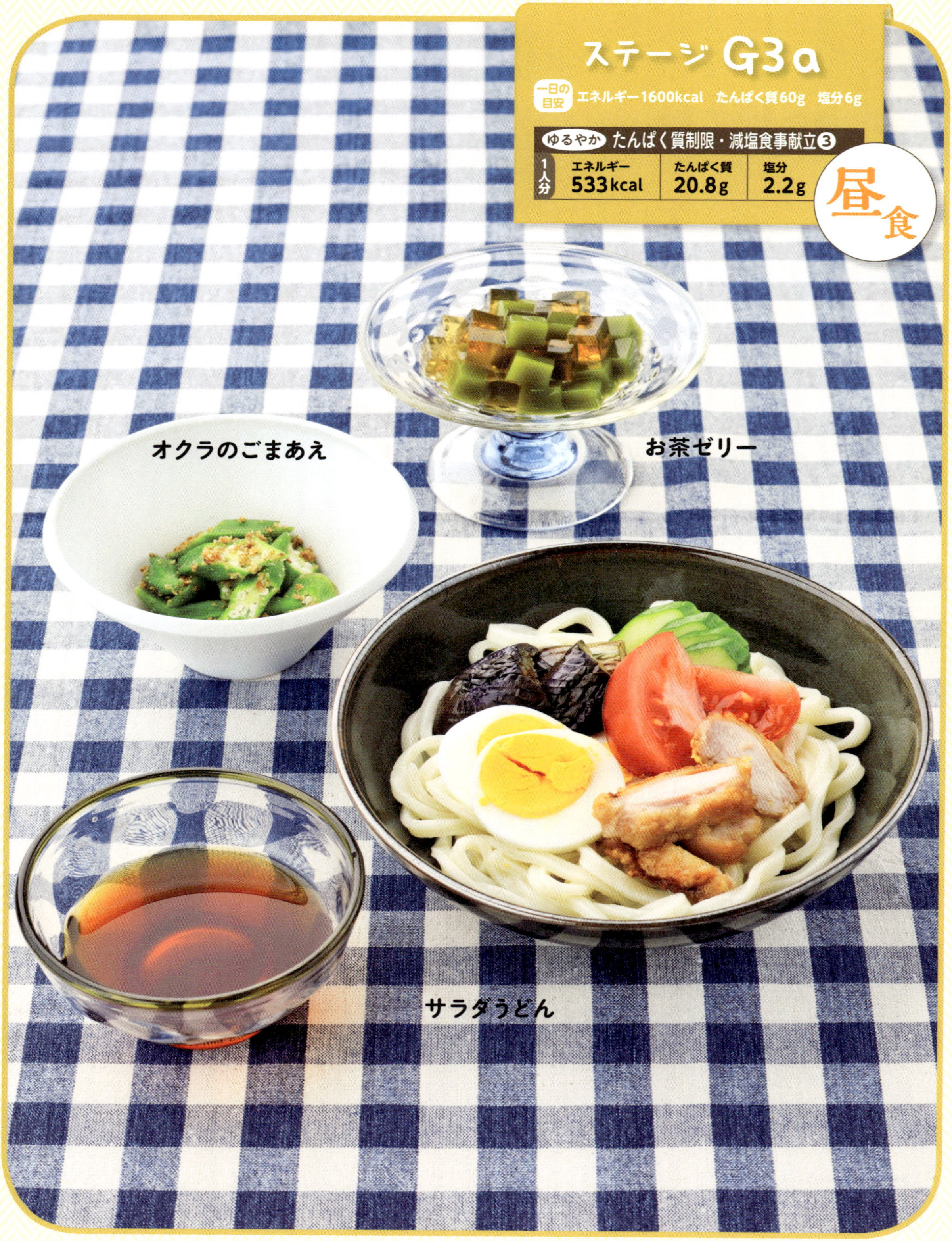

オクラのごまあえ

1人分 エネルギー 34 kcal たんぱく質 1.7g 塩分 0.2g

材料（1人分）

オクラ……5本(50g)
a ┌すり白ごま……小さじ2/3(2g)
　│砂糖……小さじ1/2(1.5g)
　└減塩しょうゆ……小さじ1/3(2g)

作り方

1 オクラはへたを除き、塩少量（分量外）をまぶしてこすり、ゆでる。水にさらして水けをきり、1cm幅の斜め切りにする。
2 aを混ぜ合わせて1をあえる。

お茶ゼリー

1人分 エネルギー 37 kcal たんぱく質 0.1g 塩分 0g

材料（5人分）

┌ほうじ茶……1カップ(200mℓ)
│アガー(植物性ゼリーの素)……5g
└砂糖……大さじ2強(20g)
┌抹茶……1g
│水……1カップ(200mℓ)
│アガー(植物性ゼリーの素)……5g
└砂糖……大さじ2強(20g)

作り方

1 なべに常温のほうじ茶、ゼリーの素、砂糖を入れてかき混ぜ、火にかけてよく煮とかす。
2 型に入れて冷やしかためる。
3 水でといた抹茶も同様に作る。
4 1、2をサイコロ状に切って、1/5量を器に盛る。

サラダうどん

1人分 エネルギー 462kcal たんぱく質 19.0g 塩分 2.0g

材料（1人分）

冷凍うどん……230g
┌なす……小1/2本(40g)
└サラダ油……小さじ1/4(1g)
きゅうり……1/5本(20g)
トマト……1/6個(30g)
卵……1個(50g)
┌鶏もも肉……30g
│a ┌おろししょうが……少量(0.2g)
│　│砂糖……小さじ1/4強(0.8g)
│　└しょうゆ……小さじ1/4(1.5g)
└かたくり粉……小さじ2/3(2g)
揚げ油……適量

めんつゆ

みりん……小さじ1/2(3g)
減塩しょうゆ……小さじ1 2/3(10g)
砂糖……小さじ1/4(0.75g)
だし……50g

めんつゆの作り方

1 みりんをなべに入れて煮立て、しょうゆ、砂糖を加える。再度沸騰したら火を消し、さます。
2 だしで割って冷蔵庫で冷やす。
※多めに作って冷蔵庫で保存してもよいでしょう。

作り方

1 なすは横半分にして縦に切り目を入れ、油を熱したフライパンで焼く。
2 きゅうりは斜め薄切り、トマトはくし形切りにする。卵はゆでて半分に切る。
3 鶏肉はaで下味をつけ、かたくり粉をまぶす。
4 フライパンに1cm深さ程度の油を入れて熱し、3を揚げ焼きにする。
5 うどんは表示どおりにゆでて冷水にとり、水けをよくきって器に盛る。その上に1、2、一口大に切った4を彩りよく盛りつける。別の器にめんつゆを入れて添え、つけながら食べる。

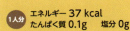

ステージ G3a

一日の目安 エネルギー1600kcal　たんぱく質60g　塩分6g

ゆるやか たんぱく質制限・減塩食事献立③

1人分	エネルギー	たんぱく質	塩分
	609kcal	20.6g	1.3g

夕食

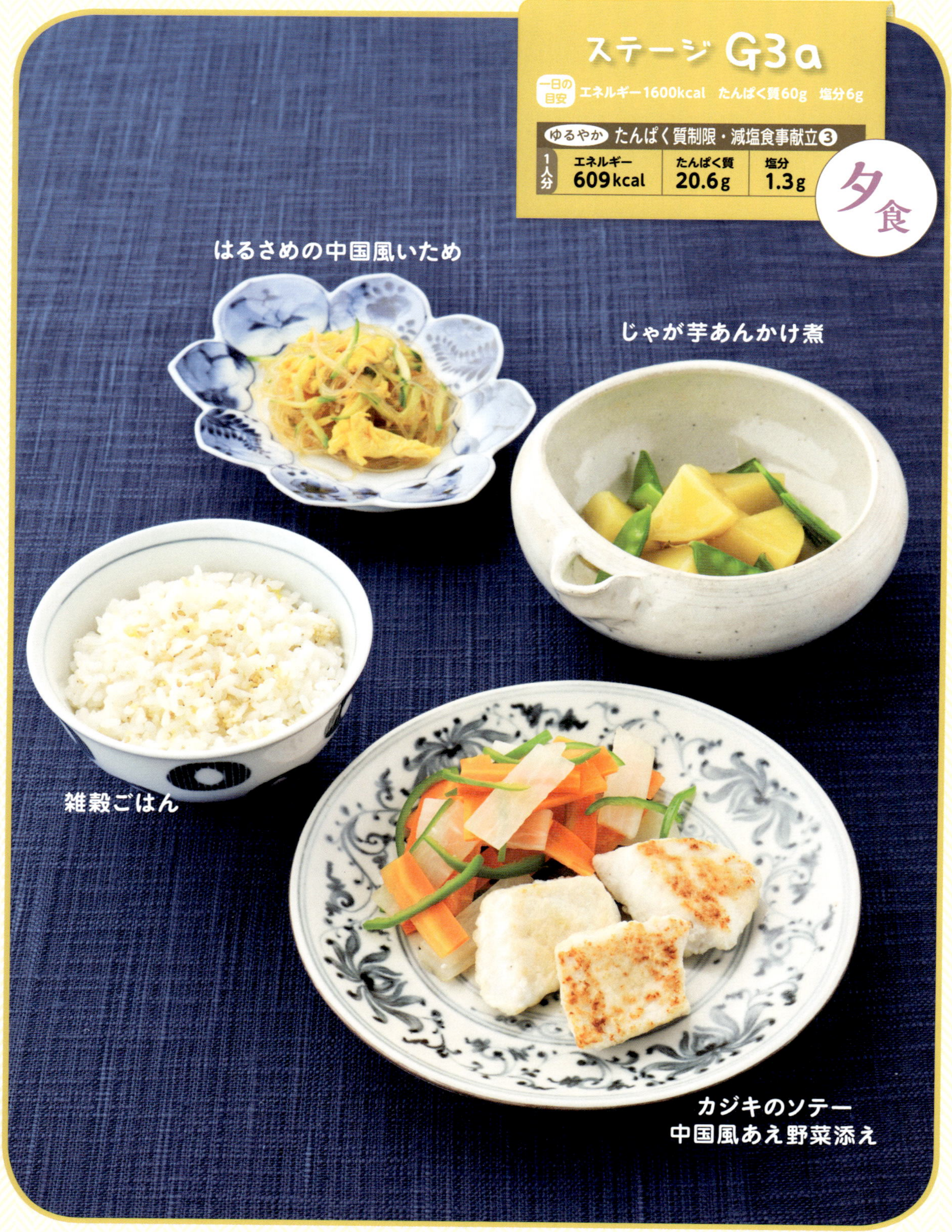

はるさめの中国風いため

1人分 エネルギー 93 kcal　たんぱく質 2.1g　塩分 0.3g

材料（1人分）

- はるさめ（乾）……10g
- きゅうり……10g
- とき卵……15g
- こしょう……少量
- サラダ油……小さじ1/4（1g）
- サラダ油……小さじ1/4（1g）
- ごま油……小さじ1/4（1g）
- ⓐ 砂糖……小さじ1/4（1g）
- ⓐ みりん……小さじ1/6（1g）
- ⓐ 減塩しょうゆ……小さじ1/2（3g）

作り方

1 はるさめは3分ほどゆでてもどし、湯をきる。きゅうりはせん切りにする。
2 とき卵にこしょうを加えて混ぜ、サラダ油を熱したフライパンでいり卵を作ってとり出す。
3 2のフライパンにサラダ油とごま油を熱し、1をさっといため、ⓐを加えて調味する。
4 2をもどし入れて混ぜ合わせ、火を消す。

じゃが芋あんかけ煮

1人分 エネルギー 89 kcal　たんぱく質 2.0g　塩分 0.5g

材料（1人分）

- じゃが芋……2/3個（80g）
- さやえんどう……4枚（10g）
- ⓐ 砂糖……小さじ1/3（1g）
- ⓐ みりん……小さじ1/2（3g）
- ⓐ 酒……小さじ3/5（3g）
- ⓐ 減塩しょうゆ……小さじ1弱（5g）
- ⓐ 顆粒和風だし……ミニスプーン1/3（0.2g）
- ⓐ 水……大さじ2（30mℓ）
- かたくり粉……小さじ2/3（2g）
- 水……小さじ1強（6mℓ）

作り方

1 じゃが芋は一口大に切り、下ゆでする。
2 さやえんどうは筋を除いてゆで、斜め半分に切る。
3 なべに1とⓐを入れて煮て、じゃが芋に味がなじんだら水どきかたくり粉でとろみをつける。
4 器に盛り、2を散らす。

カジキのソテー 中国風あえ野菜添え

1人分 エネルギー 178 kcal　たんぱく質 12.0g　塩分 0.5g

材料（1人分）

- カジキ（切り身）……60g
- ⓐ ヘルシオ……ミニスプーン1/6（0.2g）
- ⓐ 減塩しょうゆ……ミニスプーン1/2弱（0.5g）
- ⓐ 酒……小さじ1/5（1g）
- ⓐ こしょう……少量
- ⓐ おろししょうが……小さじ1/6（1g）
- 小麦粉……小さじ2（6g）
- サラダ油……小さじ1 1/4（5g）
- 大根……30g
- にんじん……小1/4本（30g）
- ピーマン……小1/2個（10g）
- ⓑ ヘルシオ……少量（0.1g）
- ⓑ 減塩しょうゆ……小さじ1/6（1g）
- ⓑ 砂糖……小さじ1/6（0.5g）
- ⓑ オイスターソース……少量（0.5g）
- ⓑ みりん……小さじ1/6（1g）

作り方

1 カジキは一口大に切り、ⓐを混ぜ合わせた中に10分ほど漬け込んで下味をつける。
2 フライパンに油を熱し、1に小麦粉をまぶしてこんがりと焼く。
3 大根、にんじんは薄い短冊切り、ピーマンはせん切りにし、一緒にゆでてざるにあげる。
4 ⓑを混ぜ合わせて3をあえる。
5 器に2を盛って、4を添える。

雑穀ごはん

1人分 エネルギー 249 kcal　たんぱく質 4.5g　塩分 0g

材料（4人分）カッコ内は1人分量

- 米（精白米）……260g（65g）
- あわ（精白粒）……4g（1g）
- ひえ（精白粒）……4g（1g）
- きび（精白粒）……4g（1g）
- いり白ごま……4g（1g）
- 水……2カップ 400mℓ（100mℓ）

作り方

1 米は洗い、あわ、ひえ、きび、ごまを混ぜる。
2 炊飯器に1と分量の水を入れて普通に炊く。

※まとめて炊いて冷凍しておくと便利。

ステージ G3a

一日の目安　エネルギー1600kcal　たんぱく質60g　塩分6g

ゆるやか たんぱく質制限・減塩食事献立④

1人分	エネルギー	たんぱく質	塩分
	459kcal	17.2g	2.1g

朝食

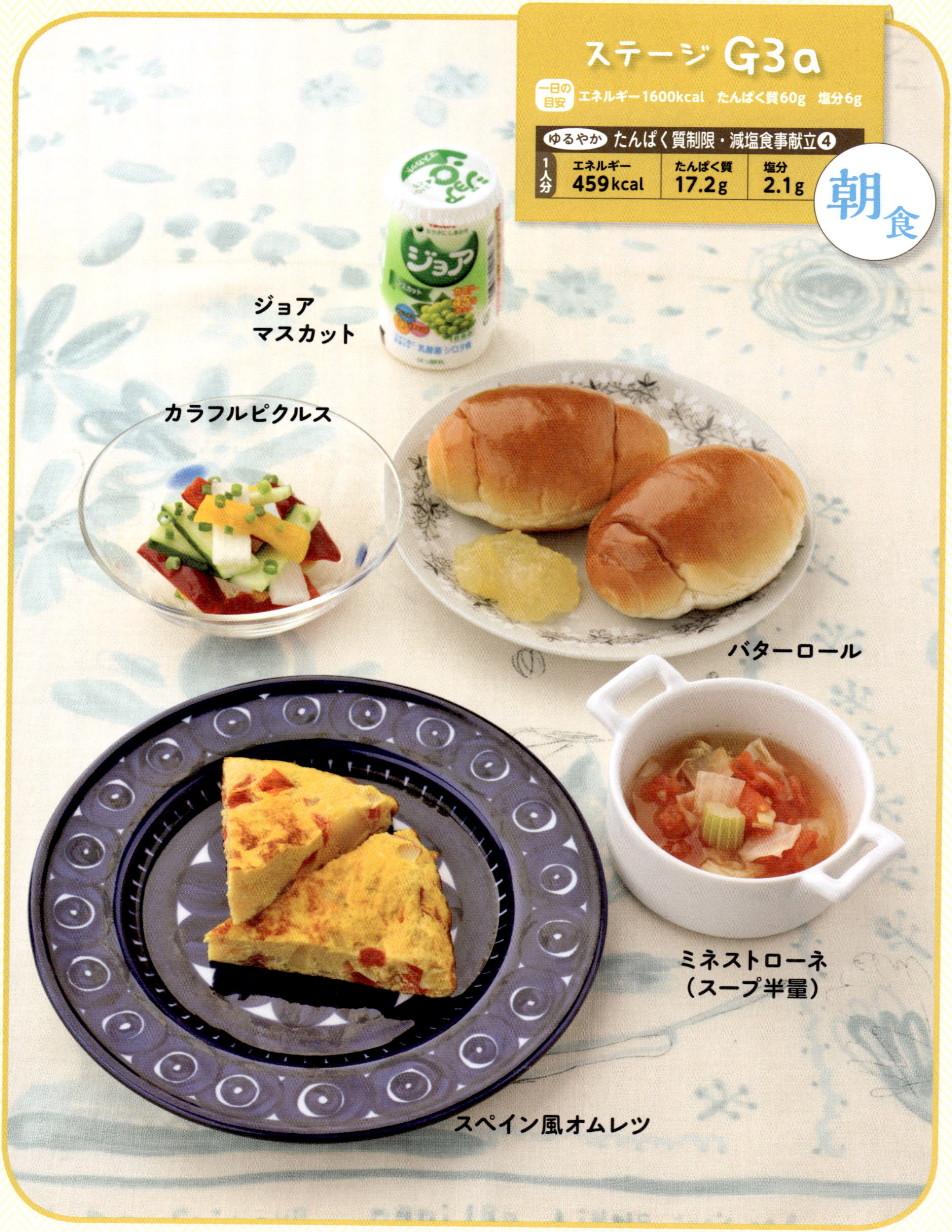

RECIPE

ミネストローネ（スープ半量）

1人分 エネルギー 6 kcal
たんぱく質 0.3g　塩分 0.4g

材料（1人分）

玉ねぎ……5g
セロリ……2.5g
トマト……5g
キャベツ……5g
ⓐ 顆粒コンソメ……小さじ1/4（0.75g）
ⓐ 水……1/4カップ（50mℓ）
ⓐ 塩……少量（0.15g）
ⓐ こしょう……少量
※ⓐは通常の1人分のスープ量の半量です。

作り方

1 玉ねぎ、セロリ、トマト、キャベツは1cm角に切る。
2 なべにコンソメ、水、1を入れて煮る。火が通ったら、塩とこしょうで調味する。
※スープ量が半量のため作りにくい場合は、ⓐを材料表の2倍量で作って、半量のスープを盛ってもよい。

カラフルピクルス

1人分 エネルギー 22 kcal
たんぱく質 0.4g　塩分 0.3g

材料（4人分）

大根……80g
赤パプリカ……1/3個（40g）
黄パプリカ……1/3個（40g）
きゅうり……2/5本（40g）
ⓐ 砂糖……小さじ2 2/3（8g）
ⓐ 酢……大さじ2 2/3（40g）
ⓐ 塩……ミニスプーン1（1.2g）
小ねぎ……2g

作り方

1 大根、パプリカ、きゅうりは短冊切りにする。
2 ⓐをなべに入れて煮立て、火を消す。あら熱がとれたら1を加えて味をなじませる。
3 器に盛り、小ねぎの小口切りを散らす。
※すぐに食べても、数日おいてもよい。

スペイン風オムレツ

1人分 エネルギー 133 kcal
たんぱく質 7.0g　塩分 0.7g

材料（4人分）

じゃが芋……2/3個（80g）
玉ねぎ……1/3個（60g）
トマト……3/5個（120g）
卵……4個（200g）
牛乳……大さじ4/5（12g）
塩……小さじ1/3（2g）
サラダ油……大さじ1（12g）

作り方

1 じゃが芋はさいの目切りにし、耐熱皿に入れて水をふってラップをかける。電子レンジで2分加熱し、さます。
2 玉ねぎはみじん切りに、トマトは1cm角に切る。
3 ボールに卵をときほぐし、牛乳と塩を加えて混ぜる。1、2も加えて混ぜる。
4 小さいフライパンに油を熱し、3を流し入れて中火で焼く。かたまってきたら裏返してさらに焼く。
5 8等分に切り、1人分の2切れを皿に盛る。

ジョア マスカット

1人分 エネルギー 50 kcal
たんぱく質 3.9g　塩分 0.1g

1人分

ジョア マスカット……1本（125mℓ）

バターロール

1人分 エネルギー 248 kcal
たんぱく質 5.6g　塩分 0.6g

1人分

バターロール……2個（80g）
（または黒糖ロール）
りんごジャム……大さじ2/3強（15g）

ステージ G3a

一日の目安 エネルギー1600kcal たんぱく質60g 塩分6g

ゆるやか たんぱく質制限・減塩食事献立④

1人分	エネルギー	たんぱく質	塩分
	669kcal	21.5g	2.0g

昼食

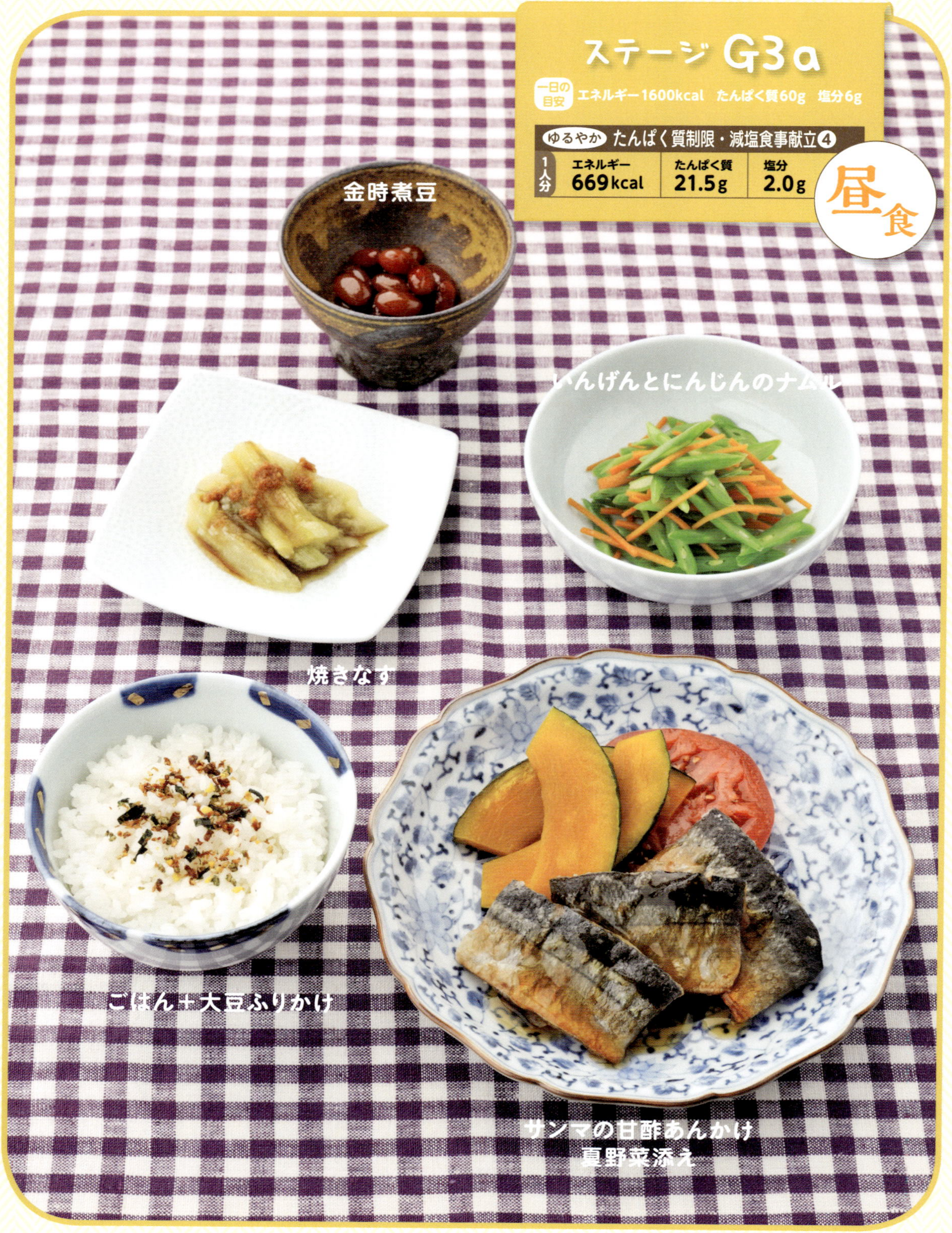

RECIPE

金時煮豆

1人分 エネルギー 78 kcal
たんぱく質 2.5g　塩分 0.2g

材料（4人分）

金時豆（乾）……50g
砂糖……大さじ4(37g)
塩……ミニスプーン2/3(0.8g)

作り方

1 前日に、さっと洗った金時豆と熱湯（豆の3倍の量）をなべに入れて沸騰させ、アクを除き、保温ポットに入れて一晩おく。
2 豆をざるにあげ、砂糖とともになべに入れ、かぶる程度の水を加えて煮る。
3 手でつぶれるくらいのかたさになったら、塩を加えてひと煮立ちさせる。

※まとめて作っておきましょう。

※夏は冷やして食べてもおいしいです。

大豆ふりかけ

1人分 エネルギー 11 kcal
たんぱく質 0.7g　塩分 0.1g

1人分

大豆ふりかけ……1袋（小袋）(2.5g)
※ふりかけは普通の市販品でかまいませんが、かけすぎを防ぐために、小袋に分かれたものにしましょう。

いんげんとにんじんのナムル

1人分 エネルギー 31 kcal
たんぱく質 0.8g　塩分 0.2g

材料（1人分）

さやいんげん……6本(40g)
にんじん……10g
塩……ミニスプーン1/6(0.2g)
ⓐ 顆粒コンソメ……ミニスプーン1/2(0.3g)
ⓐ 砂糖……ミニスプーン1/2(0.3g)
ⓐ しょうゆ……小さじ1/6(1g)
ⓐ ごま油……小さじ1/2(2g)

作り方

1 いんげんは筋を除いて斜め薄切りに、にんじんはせん切りにして、さっとゆで、塩をふる。
2 **1**にⓐを加えてもみ込む。

焼きなす

1人分 エネルギー 13 kcal
たんぱく質 0.8g　塩分 0.4g

材料（1人分）

なす……小1本(50g)
おろししょうが……小さじ1/6(1g)
しょうゆ……小さじ1/2(3g)

作り方

1 なすはオーブンかグリルで焼いて、皮をむく。
2 食べやすい大きさに切り、しょうがじょうゆをかける。

ごはん

1人分 エネルギー 239 kcal
たんぱく質 4.1g　塩分 0g

1人分

ごはん……160g

サンマの甘酢あんかけ 夏野菜添え

1人分 エネルギー 297 kcal
たんぱく質 12.6g　塩分 1.1g

材料（1人分）

サンマ（三枚おろし）……60g
ⓐ 酒……小さじ2/5(2g)
ⓐ しょうゆ……小さじ1/6(1g)
ⓐ おろししょうが……小さじ1/6(1g)
かたくり粉……小さじ1 2/3(5g)
サラダ油……小さじ3/4(3g)
かぼちゃ……56g
トマト……20g
ⓑ 砂糖……小さじ2/3(2g)
ⓑ しょうゆ……小さじ1/2(3g)
ⓑ 酢……小さじ3/5(3g)
ⓑ 顆粒鶏がらだし……小さじ1/6(0.5g)
ⓑ 水……大さじ1 1/3(20mℓ)
かたくり粉……小さじ1/6(0.5g)
水……小さじ1/3(1.5g)

作り方

1 サンマは食べやすい大きさに切り、ⓐを混ぜ合わせた中に10分漬け込んで下味をつける。
2 フライパンに油を熱し、**1**にかたくり粉をまぶしてこんがりと両面焼いて火を通す。
3 かぼちゃは薄いくし形切りにする。耐熱皿に並べて水をふり、ラップをかけて電子レンジで1分30秒加熱する。トマトは輪切りにする。
4 なべにⓑを入れて煮立て、水どきかたくり粉でとろみをつける。
5 皿に**2**を盛り、**3**を添え、サンマに**4**の甘酢あんをかける。

ステージ G3a

一日の目安　エネルギー1600kcal　たんぱく質60g　塩分6g

ゆるやか　たんぱく質制限・減塩食事献立④

夕食

1人分	エネルギー	たんぱく質	塩分
	527kcal	19.7g	1.7g

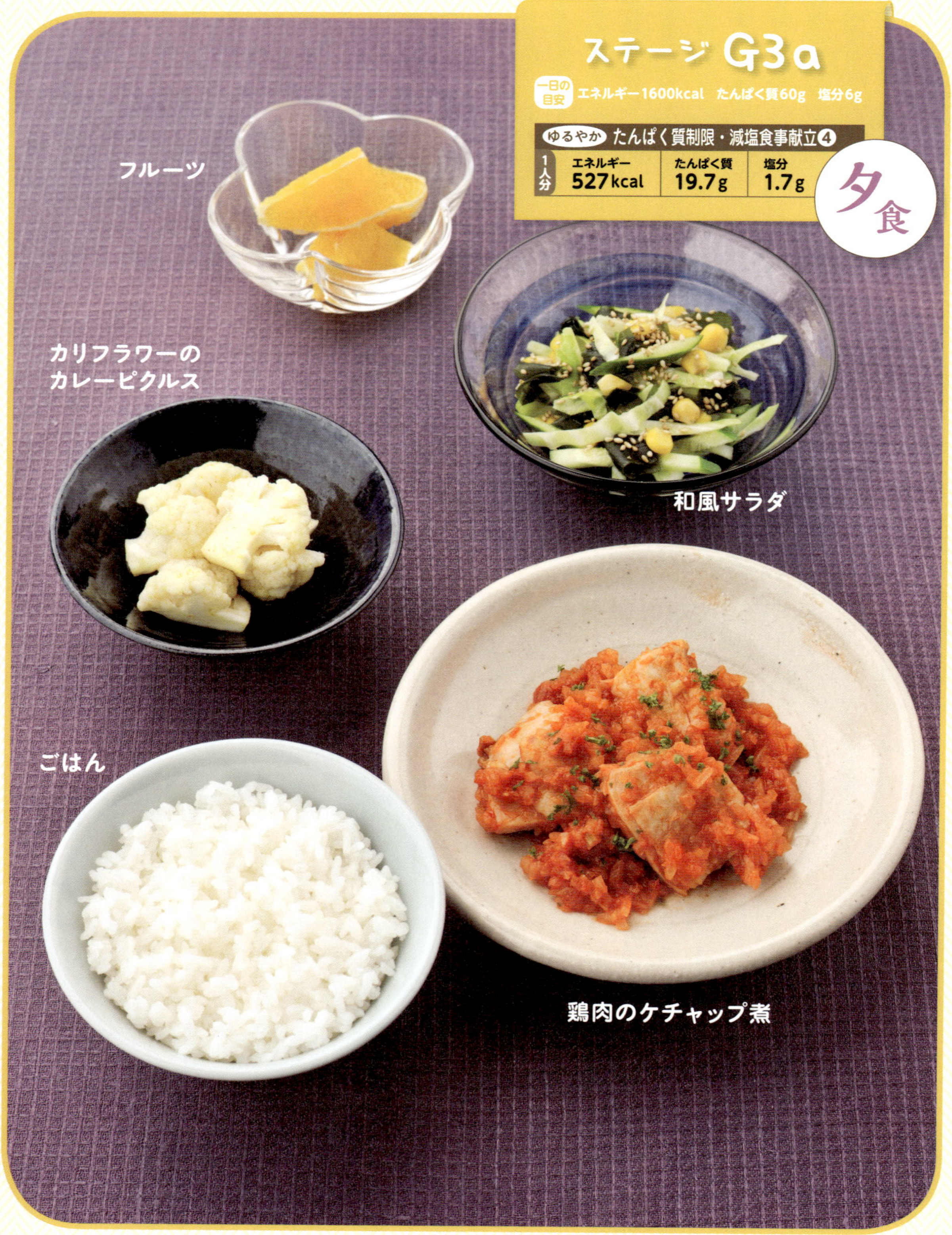
フルーツ
カリフラワーのカレーピクルス
和風サラダ
ごはん
鶏肉のケチャップ煮

カリフラワーのカレーピクルス

1人分 エネルギー 15 kcal　たんぱく質 1.2g　塩分 0.2g

材料（4人分）

カリフラワー……1/2株(160g)
ⓐ 砂糖……小さじ1(3g)
ⓐ 酢……大さじ1強(16g)
ⓐ 塩……ミニスプーン2/3(0.8g)
ⓐ カレー粉……小さじ1/5(0.4g)
おろしにんにく……少量(0.2g)

作り方

1 カリフラワーは小房に分け、ゆでて湯をきる。
2 ⓐをなべに入れて煮立て、火を消す。あら熱がとれたらにんにくと1を加えて味をなじませる。

和風サラダ

1人分 エネルギー 50 kcal　たんぱく質 1.4g　塩分 0.4g

材料（1人分）

キャベツ……小1/2枚(30g)
きゅうり……10g
カットわかめ（乾）……1g
スイートコーン……10g
（冷凍または缶詰め）
ⓐ 砂糖……小さじ1/3(1g)
ⓐ 酢……小さじ2/5(2g)
ⓐ 減塩しょうゆ……小さじ1/2(3g)
ⓐ サラダ油……小さじ1/2(2g)
いり白ごま……小さじ1/3(1g)

作り方

1 キャベツ、きゅうりは細切りにする。わかめはもどして水けを絞る。コーンは冷凍の場合はさっとゆでる。
2 ⓐを混ぜ合わせて1をあえ、器に盛ってごまをふる。

鶏肉のケチャップ煮

1人分 エネルギー 203 kcal　たんぱく質 12.5g　塩分 1.1g

材料（1人分）

鶏もも肉……70g
塩……ミニスプーン1/6(0.2g)
にんにく……少量(0.1g)
玉ねぎ……1/4個(50g)
セロリ……5g
サラダ油……小さじ1/2(2g)
ⓐ トマト水煮缶……30g
ⓐ トマトケチャップ……小さじ2(10g)
ⓐ マーガリン……小さじ1/4(1g)
ⓐ 顆粒コンソメ……小さじ1/6(0.5g)
ⓐ 塩……少量(0.1g)
ⓐ こしょう……少量
ⓐ 水……1/4カップ(50mℓ)
パセリのみじん切り……適量

作り方

1 鶏肉は一口大に切り、塩をする。
2 にんにく、玉ねぎ、セロリはみじん切りにする。
3 フライパンに油を熱し、2を弱火でじっくりいためる。
4 鶏肉を加えてさっといため、ⓐを加えて15分以上煮る。
5 器に盛り、パセリを散らす。

フルーツ

1人分 エネルギー 20 kcal　たんぱく質 0.5g　塩分 0g

1人分

オレンジ……1/2個(50g)

ごはん

1人分 エネルギー 239 kcal　たんぱく質 4.1g　塩分 0g

1人分

ごはん……160g

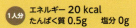

食事療法に取り入れると◎

減塩調味料を利用して塩分をカット！

減塩調味料を使うと、いつもと同じ量を使いながら、塩分を少なくできるので、簡単に減塩できます。この本で紹介しているレシピの中にも、減塩調味料を使ったものがいくつかあります（材料表中に緑色で示しています）。すべての料理に減塩調味料を使う必要はありませんが、「お昼に外食で塩分をとりすぎたな」と思ったら、減塩調味料を使って塩分を調整するなど、適度にとり入れるとよいでしょう。いろいろな商品があるので、自分の味覚に合うものを見つけてください。

ただし、減塩調味料も、たくさん使いすぎては意味がありません。きちんと計量することを忘れずに。小さじの5分の1の量が計れるミニスプーン（6ページ参照）は、ぜひ活用しましょう。

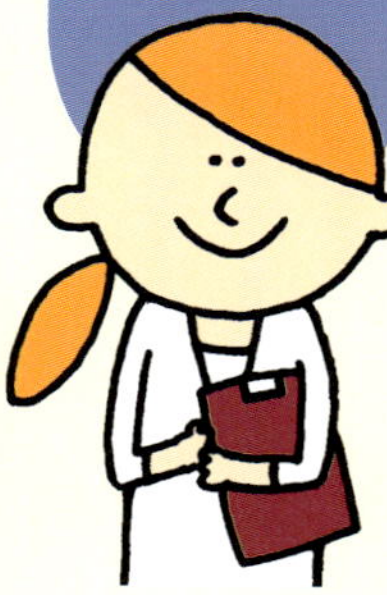

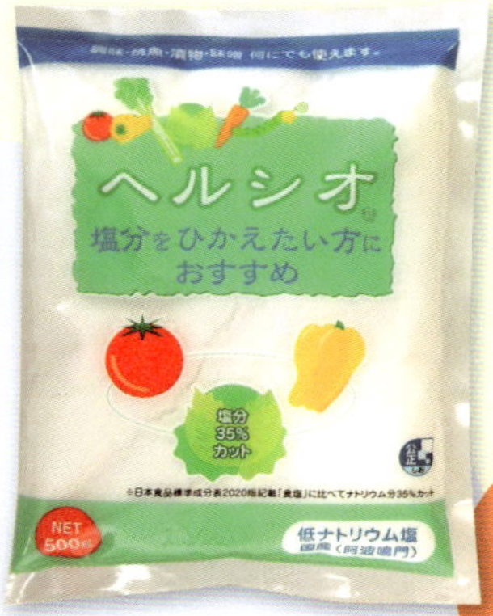

Ⓐ

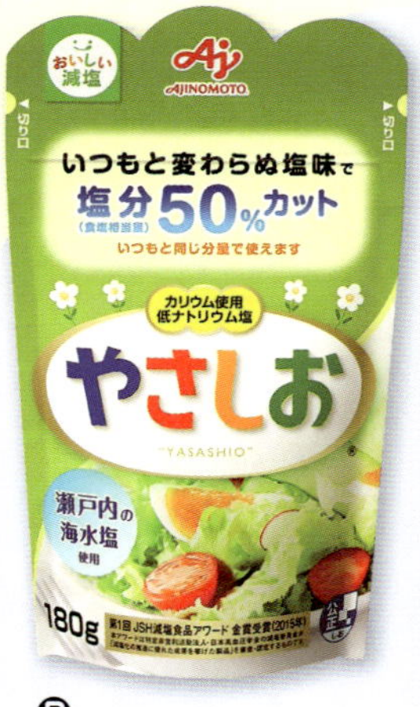

Ⓑ

塩

食塩と同じように使える減塩調味料（低ナトリウム塩）が、何種類か市販されています。最近では普通の塩とあまり変わらない味のものも増えています。

ただし、低ナトリウム塩は、塩分量を減らすために塩化カリウムという成分を添加した商品が多いので、注意が必要です。カリウム量を制限する必要があるといわれている人は、使う前に医師や管理栄養士に相談してください。

普通の塩にハーブなどを混ぜた「ハーブソルト」なども商品として売られています。ハーブの香りが合う料理なら、塩だけを使うよりも量を控えることができます。

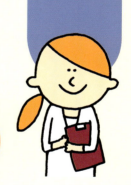

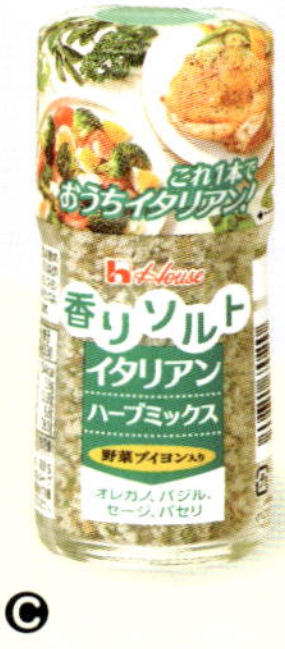

Ⓒ

しょうゆ

「減塩しょうゆ」という商品名で販売されている商品の多くは、塩分を通常のしょうゆの50％くらいカットしたものです。また、商品名に「低塩」「塩分控えめ」などとうたっているものだと、塩分20～30％カットの商品もあります。減塩率やメーカーによって、味わいにも違いがあるようです。普通のしょうゆよりも価格が高めなものもあります。

　普通のしょうゆに同量のだしを加えてうすめた「だしじょうゆ」を自分で作って冷蔵庫に常備しておくのもおすすめです。

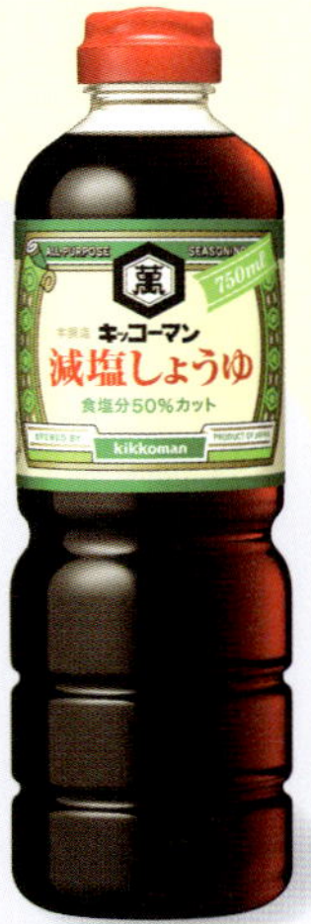

Ⓓ

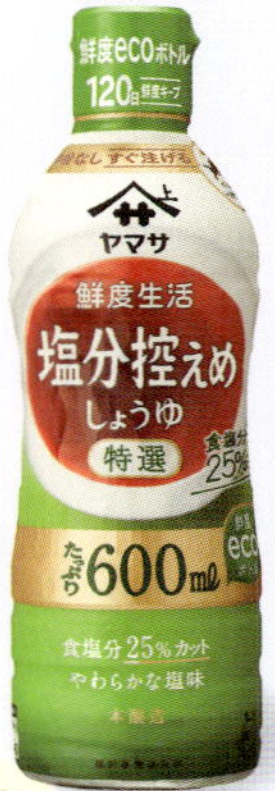

Ⓔ

しょうゆの種類と塩分量

種類	塩分量〈大さじ1（18g）あたり〉
濃い口しょうゆ	2.6g
減塩しょうゆ（50％）	1.3g
うす口しょうゆ	2.9g
たまりじょうゆ	2.3g

みそ

減塩みそは、塩分を20％前後カットした商品が中心です。しょうゆに比べて減塩率が低いのは、製造工程に違いがあるためです。減塩しょうゆは、普通のしょうゆから塩分をとり除いて作れますが、みその場合、あとから塩分を除くことはむずかしく、また、みそ作りの工程で使用する塩の量も大幅には減らすことができないのです。

　とはいえ、みそ汁やみそだれなど、みそを多めに使う料理で、減塩みそは重宝します。風味もあるので、しっかりとだしをとったみそ汁などでは、違和感も感じにくいでしょう。

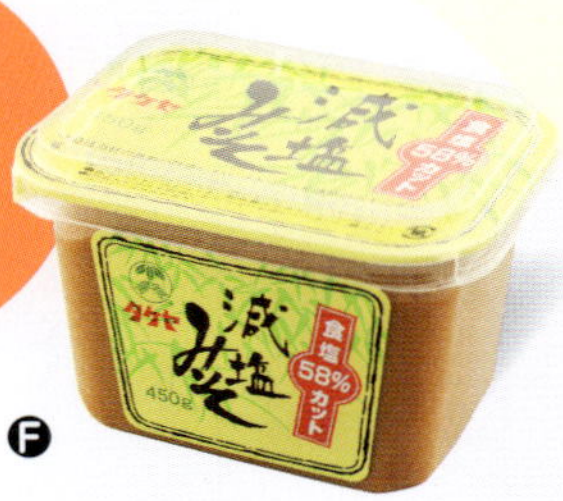

Ⓕ

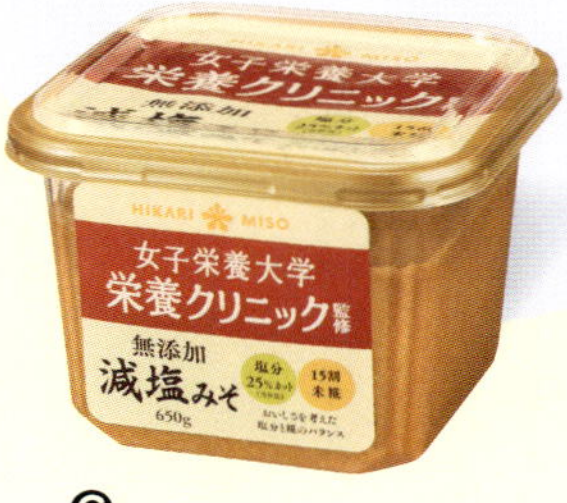

Ⓖ

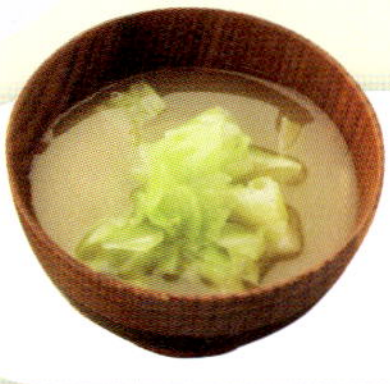

「キャベツのみそ汁」（52ページ）のみそを減塩みそ（塩分25％カット）にすると…

塩分 1.4g→ 1.1g　**0.3g減！**

紹介している商品はインターネットなどで購入可能です。商品に関するお問い合わせは、Ⓐ塩友商事㈱072-233-1111／Ⓑ味の素㈱0120-68-8181／Ⓒハウス食品㈱0120-50-1231／Ⓓキッコーマン㈱0120-120-358／Ⓔヤマサ醤油㈱0120-803-121／Ⓕ㈱竹屋0266-52-4003／Ⓖひかり味噌（株）／03-5940-8850

ステージ G3b

一日の目安 エネルギー1600kcal　たんぱく質40g　塩分6g

たんぱく質制限・減塩食事献立❶

1人分	エネルギー	たんぱく質	塩分
	517kcal	10.1g	2.1g

朝食

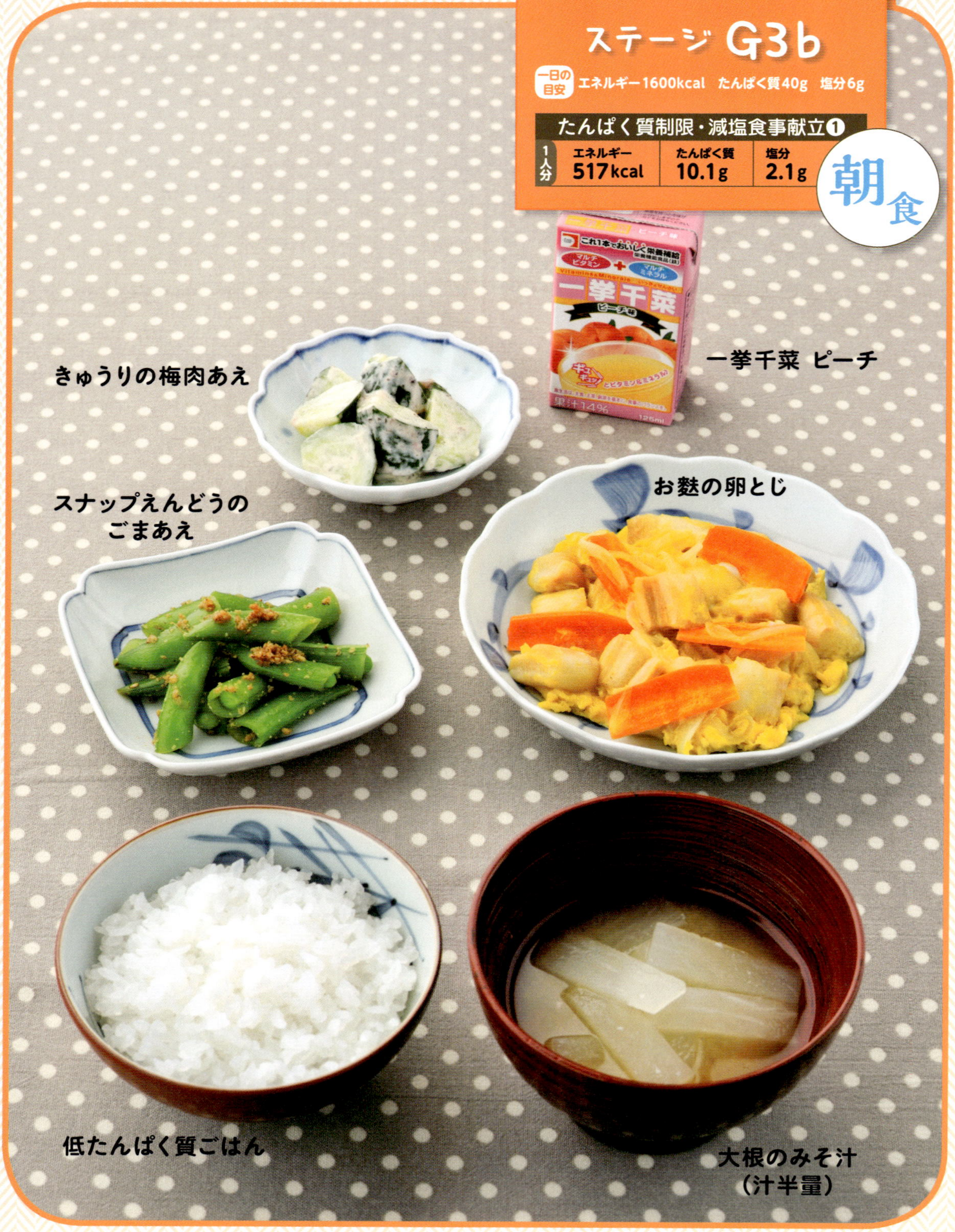
一挙千菜 ピーチ
きゅうりの梅肉あえ
お麸の卵とじ
スナップえんどうの
ごまあえ
低たんぱく質ごはん
大根のみそ汁
（汁半量）

低たんぱく質ごはん

1人分 エネルギー 272 kcal たんぱく質 0.2g 塩分 0g

1人分

低たんぱく質ごはん…………160g

スナップえんどうのごまあえ

1人分 エネルギー 28 kcal たんぱく質 1.6g 塩分 0.2g

材料（1人分）

スナップえんどう………4枚(40g)
ⓐ すりごま……………小さじ1/3(1g)
ⓐ 砂糖……………………小さじ1/3(1g)
ⓐ 減塩しょうゆ……小さじ1/3強(2g)

作り方

1 スナップえんどうは筋を除き、ゆでて湯をきる。
2 ⓐを混ぜ合わせて1をあえる。

お麩の卵とじ

1人分 エネルギー 99 kcal たんぱく質 6.6g 塩分 0.4g

材料（1人分）

おつゆ麩…………………………8g
玉ねぎ……………………1/6個(30g)
にんじん…………………………8g
顆粒和風だし…………ミニスプーン1/2(0.3g)
ⓐ 砂糖…………………………小さじ1/3(1g)
ⓐ 減塩しょうゆ……小さじ1/2強(3g)
ⓐ みりん…………………小さじ1/6(1g)
ⓐ 水……………………大さじ1(15mℓ)
ⓐ とき卵……………1/2個分(30g)

作り方

1 麩は水につけてもどし、水けを絞る。玉ねぎは縦に薄切り、にんじんは短冊切りにする。
2 なべにⓐを入れて火にかけ、1を煮る。
3 野菜に火が通ったら、とき卵をまわし入れ、火を消す。

一挙千菜 ピーチ

1人分 エネルギー 64 kcal たんぱく質 0.3g 塩分 0.2g

1人分

一挙千菜 ピーチ※……1杯(100mℓ)

※一挙千菜は果汁入り栄養補助飲料です。ビタミン、ミネラルが補えます（91ページ参照）。
〔栄養機能食品（鉄）〕
<販売元>
（株）フードケア042-786-7177

東京医科大学病院の献立では、1食分を100mℓで提供しています（栄養成分値は100mℓで算出したものです）。市販の商品の容量（1パック125mℓ）に合わせて、1食分で125mℓ飲んでもかまいません。

大根のみそ汁(汁半量)

1人分 エネルギー 19 kcal たんぱく質 1.0g 塩分 0.7g

材料（1人分）

大根……………………………40g
ⓐ だし…………………大さじ5(75mℓ)
ⓐ みそ…………………………小さじ1(6g)

※ⓐは通常の1人分の汁量の半量です。

作り方

1 大根は短冊切りにする。
2 なべにだしと1を入れて煮る。大根に火が通ったらみそをとき入れ、火を消す。
※汁量が半量のため作りにくい場合は、ⓐを材料表の2倍量で作って、半量の汁を盛ってもよい。

きゅうりの梅肉あえ

1人分 エネルギー 35 kcal たんぱく質 0.4g 塩分 0.6g

材料（1人分）

きゅうり…………………2/5本(40g)
ⓐ マヨネーズ…………小さじ3/4(3g)
ⓐ しそねり梅（市販品）…………3g
ⓐ オリーブ油………小さじ1/8(0.5g)

作り方

1 きゅうりは乱切りにする。
2 ⓐを混ぜ合わせて1をあえる。

ステージ G3b

一日の目安　エネルギー1600kcal　たんぱく質40g　塩分6g

たんぱく質制限・減塩食事献立①

昼食

1人分	エネルギー	たんぱく質	塩分
	554kcal	9.4g	2.2g

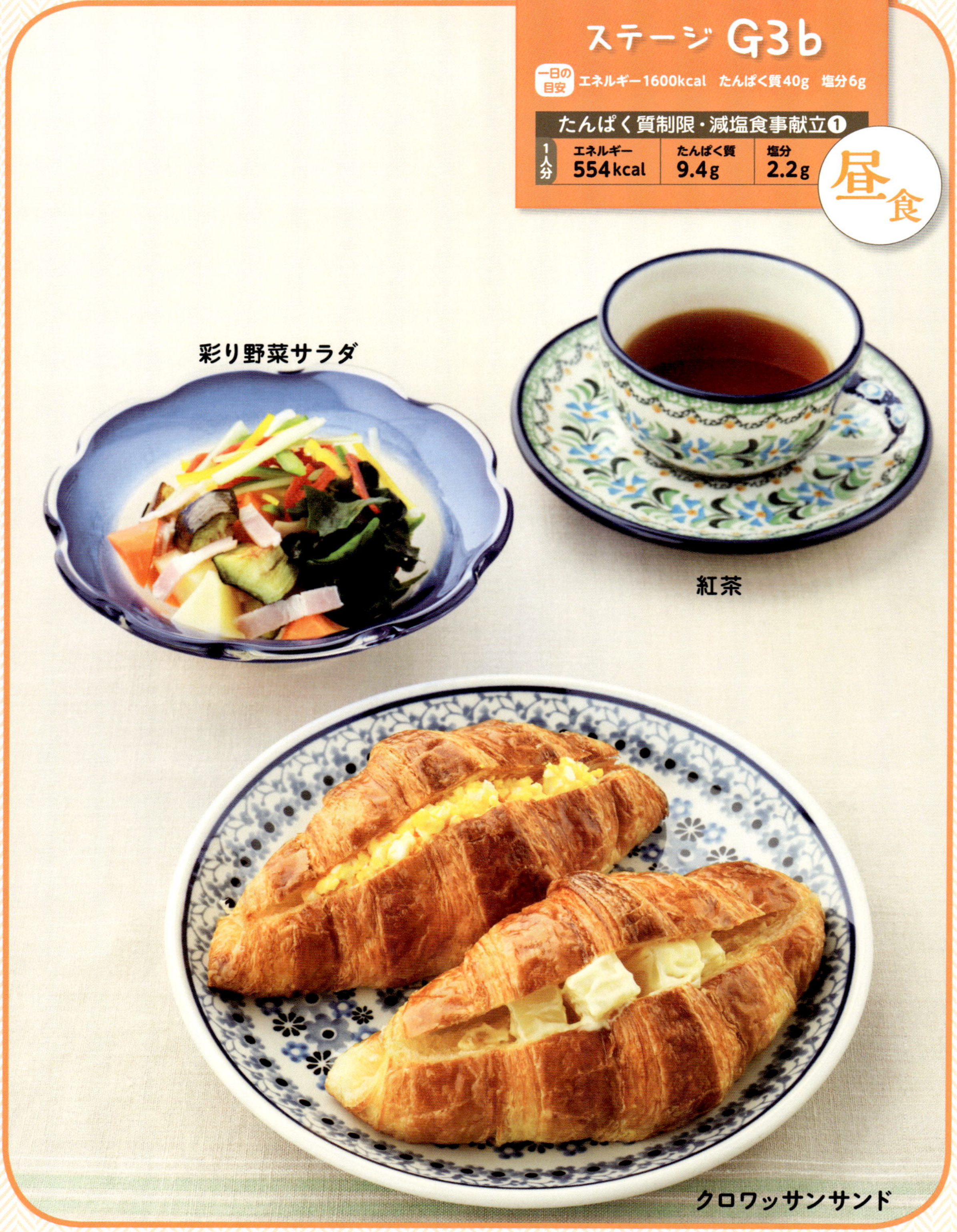

紅茶

1人分 エネルギー 2 kcal　たんぱく質 0.1g　塩分 0g

1 人分

紅茶……1杯(120㎖)

彩り野菜サラダ

1人分 エネルギー 68 kcal　たんぱく質 1.7g　塩分 0.5g

材料（1 人分）

カットわかめ（乾）……1g
じゃが芋……30g
にんじん……10g
ベーコンの薄切り……1/3枚（5g）
┌ ピーマン……5g
│ 赤パプリカ……5g
│ 黄パプリカ……5g
│ セロリ……5g
└ 塩……ミニスプーン1/6(0.2g)
┌ なす……10g
└ サラダ油……小さじ1/2(2g)

作り方

1 カットわかめはもどして水けを絞る。
2 じゃが芋とにんじんは小さめの乱切りにし、ベーコンは5㎜幅に切る。
3 2を耐熱皿に入れ、水をふる。ラップをかけて、電子レンジで1分加熱する。
4 ピーマン、パプリカ、セロリはせん切りにして、塩をふる。
5 なすは1.5㎝角に切り、フライパンに油を熱してソテーする。
6 すべての材料を彩りよく盛り合わせる。

クロワッサンサンド

1人分 エネルギー 484 kcal　たんぱく質 7.6g　塩分 1.7g

材料（1 人分）

クロワッサン……60g(2個)
┌ バター……小さじ2 1/2(10g)
└ ときがらし……4g(粉1.6g＋水2.4g)
┌ じゃが芋……10g
│ マヨネーズ……小さじ2 1/2(10g)
└ 塩……ミニスプーン1/6(0.2g)
┌ ゆで卵……1/3個分(20g)
│ マヨネーズ……小さじ1/2(2g)
└ 塩……ミニスプーン1/6(0.2g)

作り方

1 クロワッサンに切り目を入れ、内側にからしバターを塗る。
2 じゃが芋は1㎝角に切り、耐熱皿に入れて水をふる。ラップをかけて、電子レンジで30秒加熱する。あら熱がとれたら、マヨネーズと塩を加えて混ぜる。
3 ゆで卵は白身をみじん切りにし、黄身はフォークの背などでつぶす。マヨネーズと塩を加えて混ぜる。
4 1のクロワッサンに2、3をそれぞれはさむ。

クロワッサンはたんぱく質が少なめ

クロワッサンは脂質の割合が多いため、パンの中ではたんぱく質が少ない種類です。しかも高エネルギーですから、エネルギー不足になりがちなたんぱく質制限の食事にも適しています。もちろん、低たんぱく質パンのほうがよりたんぱく質は少ないのですが、おかずのたんぱく質がそれほど多くないときは、普通のクロワッサンを選んでもよいでしょう。

ステージ G3b

一日の目安　エネルギー1600kcal　たんぱく質40g　塩分6g

たんぱく質制限・減塩食事献立①

1人分	エネルギー	たんぱく質	塩分
	566kcal	18.1g	1.5g

夕食

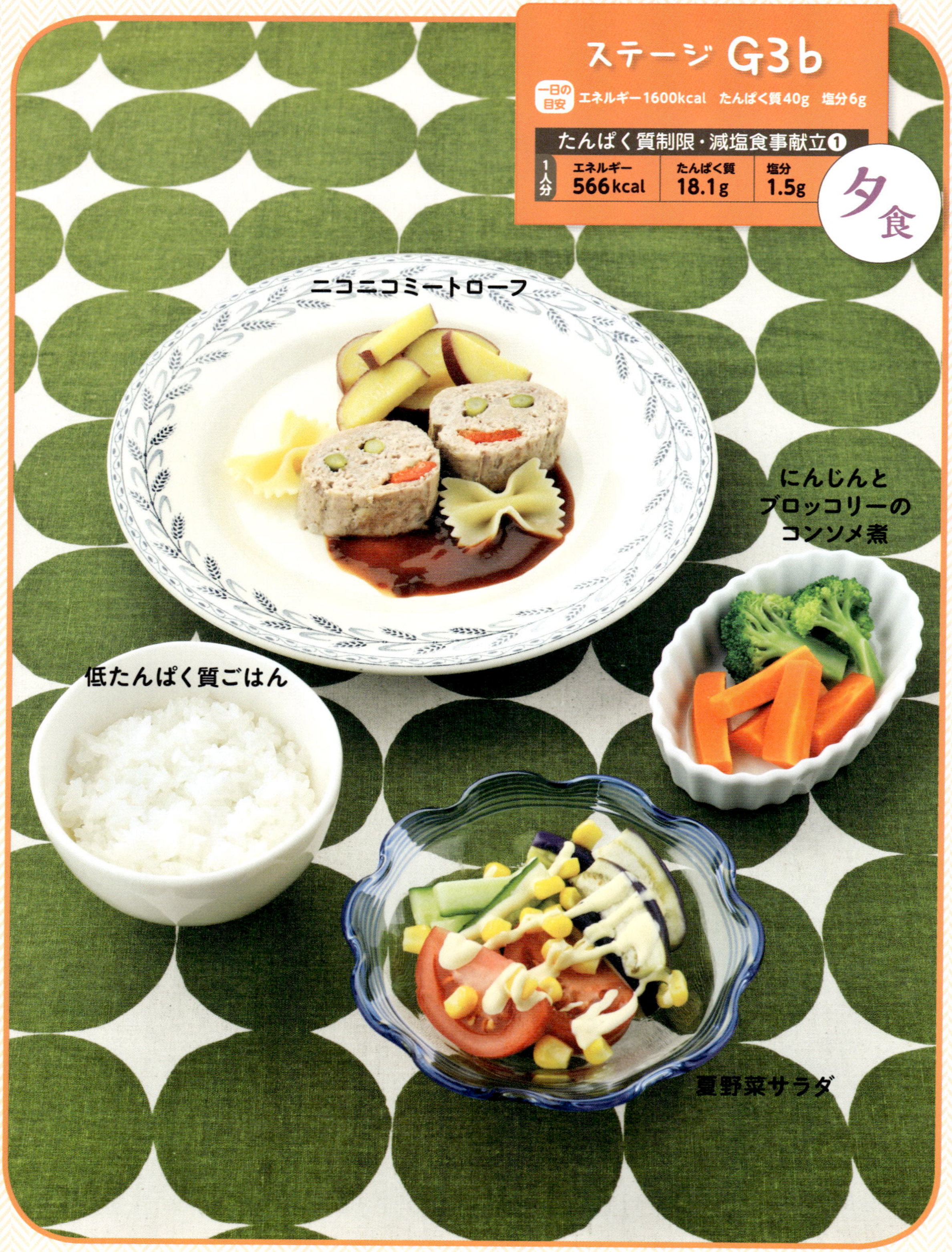

RECIPE

夏野菜サラダ

1人分 エネルギー 57 kcal　たんぱく質 1.5g　塩分 0.3g

材料（1人分）

- なす……1/2本（30g）
- きゅうり……1/3本（30g）
- トマト……1/5個（40g）
- 冷凍スイートコーン……10g
- ⓐ 低エネルギーマヨネーズ……小さじ2(8g)
- ⓐ 粉がらし……ミニスプーン1/2（0.2g）
- ⓐ ヘルシオ……ミニスプーン1/6（0.2g）
- ⓐ 減塩しょうゆ……ミニスプーン1/2弱（0.5g）

作り方

1. なすは縦に8等分する。皮を上にして耐熱皿に並べ、ふんわりとラップをして電子レンジで40～50秒加熱し、すぐにラップをはずしてさます。
2. きゅうりは短冊切り、トマトはくし形切りにする。コーンはさっとゆでる。
3. 野菜を彩りよく盛り合わせ、ⓐを混ぜ合わせたドレッシングをかける。

ニコニコミートローフ

1人分 エネルギー 218 kcal　たんぱく質 15.3g　塩分 0.9g

材料（4人分）

- ⓐ 豚ひき肉……240g
- ⓐ 玉ねぎ……2/5個(80g)
- ⓐ 生パン粉……12g
- ⓐ とき卵……1/2個(24g)
- ⓐ 牛乳……大さじ1/2強(8mℓ)
- ⓐ ヘルシオ……小さじ1/2強（2.8g）
- ⓐ こしょう……少量
- グリーンアスパラガス……5本(80g)
- 赤パプリカ……1/3個(80g)
- マカロニ※（乾）……8g
- さつま芋……1本(160g)
- ヘルシオ……ミニスプーン1/2強（0.8g）
- ⓑ デミグラスソース（市販品）……36g
- ⓑ トマトケチャップ……大さじ1/2(8g)
- ⓑ 水……大さじ1/2(8mℓ)

※マカロニはリボン形の「ファルファッレ」にして、女の子はリボンに、男の子は蝶ネクタイに見立てています。

作り方

1. 玉ねぎはみじん切りにし、耐熱皿に入れてラップをかけて、電子レンジで1～2分加熱する。ラップをはずしてさます。
2. ⓐの材料をすべて合わせ、粘りが出るまでよく練り混ぜる。
3. アスパラとパプリカは下ゆでし、切ったときにアスパラが目に、パプリカが口になるように埋め込みながら**2**を筒状に成形して、アルミホイルで巻く。
4. オーブントースターで30～40分焼く。10分おきに上下を返す。
5. さつま芋は半月切りにし、マカロニとともにゆで、湯をきってヘルシオをふる。
6. ⓑを合わせて煮立て、ソースを作る。
7. 皿に**6**を広げ、2cm厚さの輪切りにした**4**と**5**を盛りつける。

低たんぱく質ごはん

1人分 エネルギー 272 kcal　たんぱく質 0.2g　塩分 0g

1人分

- 低たんぱく質ごはん……160g

にんじんとブロッコリーのコンソメ煮

1人分 エネルギー 19 kcal　たんぱく質 1.1g　塩分 0.3g

材料（1人分）

- にんじん……1/4本(30g)
- ブロッコリー……20g
- ⓐ 顆粒コンソメ……ミニスプーン2/3(0.4g)
- ⓐ 塩……少量(0.1g)
- ⓐ 水……大さじ2(30mℓ)

作り方

1. にんじんは拍子木切りにし、ブロッコリーは小房に分ける。
2. なべにⓐを煮立て、**1**を入れてやわらかくなるまで煮る。

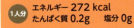

ステージ G3b

一日の目安 エネルギー1600kcal　たんぱく質40g　塩分6g

たんぱく質制限・減塩食事献立❷

	エネルギー	たんぱく質	塩分
1人分	497kcal	11.2g	1.6g

朝食

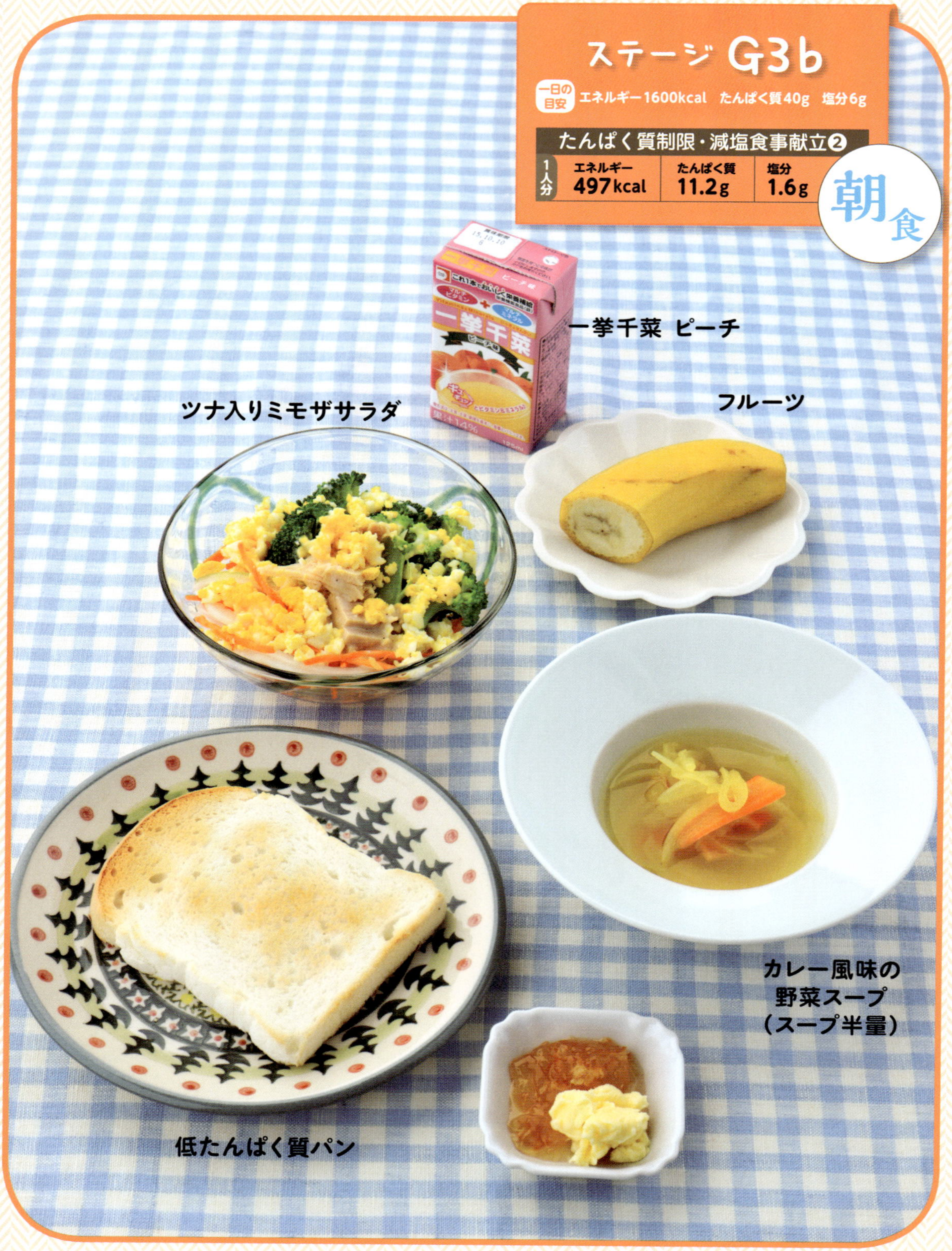

フルーツ

1人分 エネルギー 43 kcal
たんぱく質 0.6g　塩分 0g

1人分

バナナ……………… 小1/2本(50g)

一挙千菜 ピーチ

1人分 エネルギー 64 kcal
たんぱく質 0.3g　塩分 0.2g

1人分

一挙千菜 ピーチ………1杯(100㎖)

※栄養補助飲料。85ページ参照。

カレー風味の野菜スープ(スープ半量)

1人分 エネルギー 9 kcal
たんぱく質 0.2g　塩分 0.4g

材料（1人分）

にんじん ………………………… 5g
玉ねぎ ………………………… 15g
ⓐ
- 顆粒コンソメ… 小さじ1/6(0.5g)
- 水……………… 大さじ5(75㎖)
- 塩…………………… ミニスプーン1/6(0.2g)
- カレー粉………………………少量
- こしょう ………………………少量

※ⓐは通常の1人分の汁量の半量です。

作り方

1 にんじんは短冊切り、玉ねぎは縦に薄切りにする。
2 なべにコンソメと水を入れ、**1**を加えて煮る。
3 野菜に火が通ったら、塩、カレー粉、こしょうで調味し、器に盛る。

※汁量が半量のため作りにくい場合は、ⓐを材料表の2倍量で作って、半量の汁を盛ってもよい。

ツナ入りミモザサラダ

1人分 エネルギー 136 kcal
たんぱく質 9.9g　塩分 0.7g

材料（1人分）

ツナ油漬け缶詰め… 1/3缶弱 (20g)
玉ねぎ …………………1/6個 (30g)
にんじん ……………… 1/6本 (20g)
ゆで卵 ……………… 1/2個分 (30g)
- ブロッコリー ……… 1/4株 (40g)
- 塩 …………………… 少量 (0.1g)

ノンオイルドレッシング (フレンチ)‥ 大さじ2/3 (10g)

作り方

1 玉ねぎは縦に薄切りにし、水にさらして水けをきる。にんじんはせん切りにする。
2 卵は白身をみじん切りにし、黄身はフォークの背で細かくつぶす。
3 ブロッコリーは小房に分けてゆで、湯をきって、塩をふる。
4 器に野菜を盛りつけ、汁けをきったツナをのせ、**2**を散らして、ドレッシングをかける。

低たんぱく質パン

1人分 エネルギー 245 kcal
たんぱく質 0.2g　塩分 0.3g

1人分

低たんぱく質パン………1枚 (50g)
マーガリン ………………小さじ2(8g)
マーマレード…………… 小さじ2(15g)

栄養補助食品で不足しがちな栄養素を

腎臓病のステージが進んでくると、治療食だけでは、どうしてもビタミンやミネラルが不足しがちになります。この献立でとり入れているような栄養補助飲料は、飲みやすい味のものがいろいろ販売されているので、試してみるとよいでしょう。スーパーやコンビニで買える普通の野菜ジュースには果糖が多いですが、こうした栄養補助飲料は栄養成分が調整されていて、糖分をとりすぎる心配がなく、ビタミン、ミネラルを効率よく補給することが可能です。通信販売などで購入することができます。

ステージ G3b

一日の目安　エネルギー1600kcal　たんぱく質40g　塩分6g

たんぱく質制限・減塩食事献立❷

昼食

1人分	エネルギー	たんぱく質	塩分
	524kcal	9.9g	1.0g

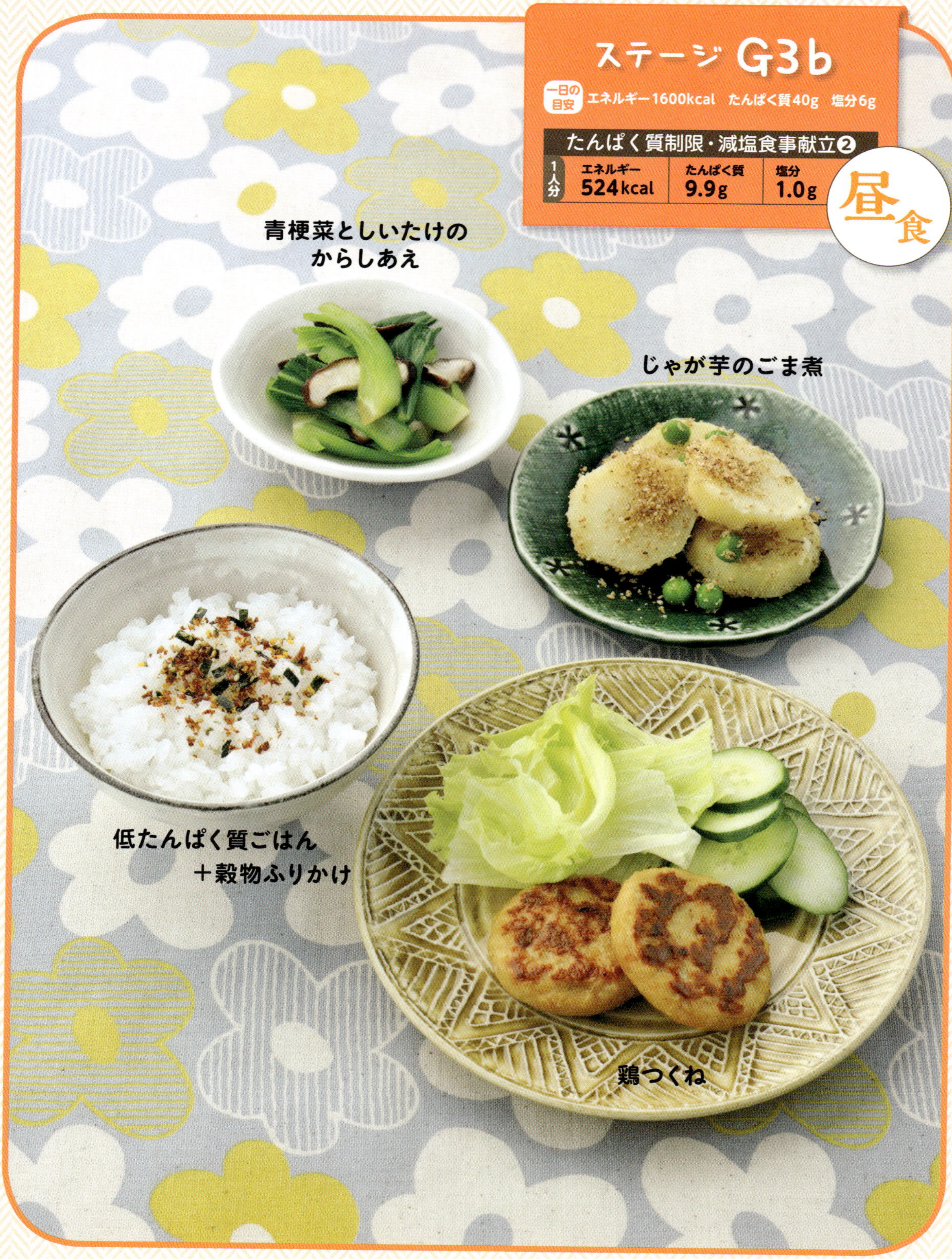
青梗菜としいたけの
からしあえ
じゃが芋のごま煮
低たんぱく質ごはん
＋穀物ふりかけ
鶏つくね

青梗菜としいたけのからしあえ

1人分 エネルギー 10 kcal
たんぱく質 1.0g　塩分 0.4g

材料（1人分）

青梗菜……1/2株(45g)
生しいたけ……小1個(10g)
┌ 粉がらし……小さじ1/4(0.5g)
└ しょうゆ……小さじ1/2弱(2.5g)

作り方

1 青梗菜は葉と根元に切り分け、葉を3～4㎝長さに切り、根元を縦に8等分する。しいたけは軸を除いて薄切りにする。
2 沸騰した湯に青梗菜の根元を入れて2分ほどゆで、青梗菜の葉としいたけも加えてさらに1分ゆでる。ざるにとって湯をきる。
3 粉がらしとしょうゆを混ぜ合わせ、2をあえる。

じゃが芋のごま煮

1人分 エネルギー 95 kcal
たんぱく質 2.4g　塩分 0g

材料（1人分）

じゃが芋……1/2個(70g)
冷凍グリーンピース……5g
a ┌ 砂糖……小さじ1/6(0.5g)
a │ みりん……小さじ1/3(2g)
a └ 顆粒和風だし……ミニスプーン1/6(0.1g)
すりごま……大さじ1/2(5g)

作り方

1 じゃが芋は1㎝厚さの輪切りにする。
2 小なべにaとひたひたの水を入れて火にかけ、1を煮る。
3 じゃが芋に火が通ったら、解凍したグリーンピースを入れ、水けがほぼなくなるまで煮る。
4 火を消し、すりごまを加えて全体にまぶすように混ぜる。

鶏つくね

1人分 エネルギー 137 kcal
たんぱく質 6.0g　塩分 0.4g

材料（1人分）

a ┌ 鶏ひき肉……40g
a │ 塩……ミニスプーン1/6(0.2g)
a │ こしょう……少量
a │ おろししょうが……少量(1g)
a │ 玉ねぎ……15g
a │ パン粉……5g
a │ とき卵……3g
a │ かたくり粉……小さじ1/3(1g)
a └ しょうゆ……ミニスプーン1/2弱(0.5g)
ごま油……小さじ1/8(0.5g)
b ┌ 砂糖……小さじ1/2(1.5g)
b │ しょうゆ……小さじ1/2(3g)
b │ みりん……小さじ1/4(1.5g)
b │ しょうがの絞り汁……1g
b └ 水……大さじ4(60㎖)
きゅうり……10g
レタス……1/2枚(20g)

作り方

1 玉ねぎはみじん切りにし、耐熱皿に入れてラップをかけ、電子レンジで20～30秒加熱する。
2 1のあら熱がとれたら、aの材料をすべてよく練り混ぜ、2等分して小判形にする。
3 なべにごま油を熱し、2の両面をきつね色になるまで焼いてからbを加え、10分ほど煮る。
4 レタスは一口大にちぎり、きゅうりは斜め薄切りにして、3とともに器に盛り合わせる。

穀物ふりかけ

1人分 エネルギー 10 kcal
たんぱく質 0.3g　塩分 0.2g

1人分

穀物ふりかけ……1袋(2.5g)

低たんぱく質ごはん

1人分 エネルギー 272 kcal
たんぱく質 0.2g　塩分 0g

1人分

低たんぱく質ごはん……160g

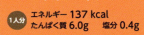

ステージ G3b

一日の目安 エネルギー1600kcal たんぱく質40g 塩分6g

たんぱく質制限・減塩食事献立❷

1人分	エネルギー	たんぱく質	塩分
	581kcal	19.2g	2.0g

夕食

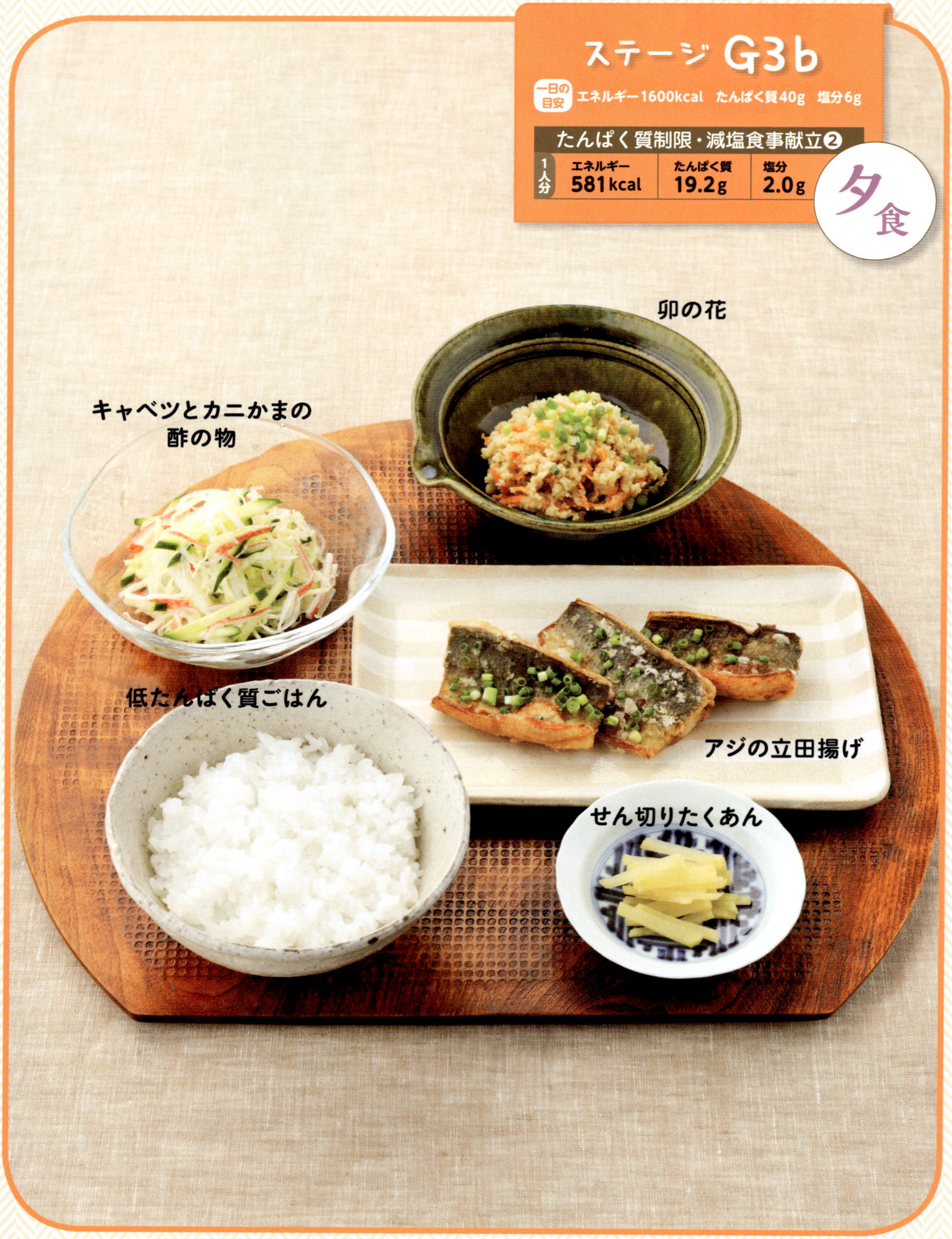
卵の花
キャベツとカニかまの酢の物
低たんぱく質ごはん
アジの立田揚げ
せん切りたくあん

卵の花

1人分 エネルギー 68 kcal
たんぱく質 2.8g　塩分 0.5g

材料（1 人分）

おから……40g
にんじん……10g
小ねぎ……5g
サラダ油……小さじ1/4(1g)
a 砂糖……小さじ2/3(2g)
a しょうゆ……小さじ1/2(3g)
a 顆粒和風だし……ミニスプーン1/3(0.2g)
a 水……大さじ2(30mℓ)

作り方

1 にんじんはせん切りに、小ねぎは小口切りにする。
2 なべに油を熱してにんじんをいため、火が通ったらおからを加えてさっといためる。
3 aを加え、汁けがなくなるまでいため煮にする。
4 器に盛りつけ、小ねぎを散らす。

キャベツとカニかまの酢の物

1人分 エネルギー 32 kcal
たんぱく質 1.2g　塩分 0.4g

材料（1 人分）

キャベツ……中1/2枚(35g)
きゅうり……10g
カニ風味かまぼこ……7g
はるさめ（乾）……5g
酢……小さじ1弱(4g)
ヘルシオ……ミニスプーン1/3 (0.4g)

作り方

1 キャベツ、きゅうりはせん切りにする。カニ風味かまぼこはほぐす。
2 はるさめは3分ほどゆでてもどし、湯をきり、食べやすく切る。
3 酢とヘルシオを混ぜ合わせ、**1**と**2**をあえる。

アジの立田揚げ

1人分 エネルギー 207 kcal
たんぱく質 14.9g　塩分 0.9g

材料（1 人分）

アジ（三枚おろし）……70g
a しょうゆ……小さじ1弱(5g)
a 酒……小さじ1/2強(3g)
a みりん……小さじ1/3(2g)
a しょうが……5g
かたくり粉……大さじ1強(10g)
小ねぎ……2g
揚げ油……適量

作り方

1 アジは大きければ一口大に切る。しょうがはすりおろす。
2 aを混ぜ合わせて**1**のアジを漬け込み、下味をつける。
3 **2**にかたくり粉をまぶし、170℃に熱した油でカラリと揚げる。
4 器に盛り、小口切りにした小ねぎを散らす。

せん切りたくあん

1人分 エネルギー 2 kcal
たんぱく質 0.1g　塩分 0.2g

材料（1 人分）

たくあん……1切れ(13g)

作り方

1 たくあんをせん切りにする。

低たんぱく質ごはん

1人分 エネルギー 272 kcal
たんぱく質 0.2g　塩分 0g

1 人分

低たんぱく質ごはん……160g

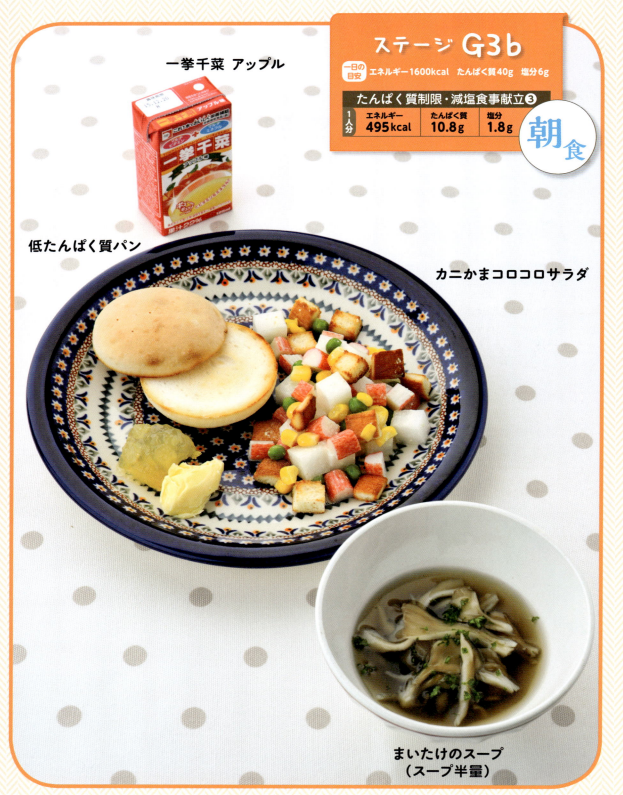

ステージ G3b

一日の目安　エネルギー1600kcal　たんぱく質40g　塩分6g

たんぱく質制限・減塩食事献立❸

1人分	エネルギー	たんぱく質	塩分
	495kcal	10.8g	1.8g

朝食

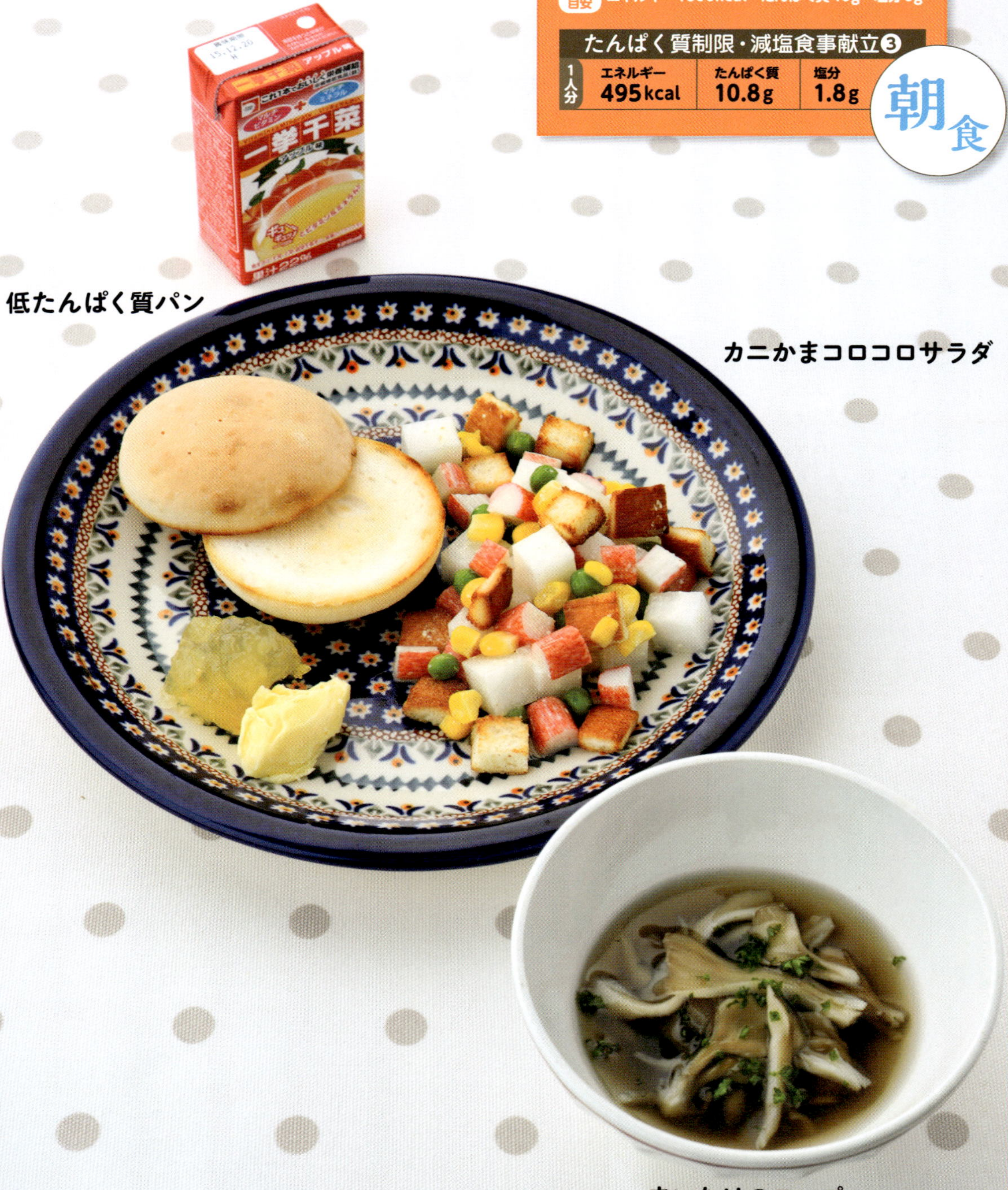

一挙千菜 アップル

低たんぱく質パン

カニかまコロコロサラダ

まいたけのスープ
（スープ半量）

RECIPE

低たんぱく質パン

1人分　エネルギー 242 kcal　たんぱく質 0.2g　塩分 0.3g

1 人分

低たんぱく質パン……1個(50g)
マーガリン……小さじ2(8g)
りんごジャム……小さじ2(15g)

一挙千菜 アップル

1人分　エネルギー 64 kcal　たんぱく質 0.3g　塩分 0.2g

1 人分

一挙千菜 アップル……1杯(100mℓ)
※栄養補助飲料。85、91ページ参照。

まいたけのスープ(スープ半量)

1人分　エネルギー 6 kcal　たんぱく質 1.1g　塩分 0.4g

材料（1 人分）

まいたけ……1/3パック(30g)
ⓐ 顆粒コンソメ……小さじ1/6(0.5g)
ⓐ 水……大さじ5(75mℓ)
ⓐ 塩……ミニスプーン1/6(0.2g)
ⓐ こしょう……少量
ドライパセリ……適量
※ⓐは通常の1人分の汁量の半量です。

作り方

1 まいたけは石づきを除いて小さめにほぐす。
2 なべにコンソメと水を入れ、1を加えて煮る。
3 火が通ったら、塩とこしょうで調味する。
4 器に盛り、パセリを散らす。
※汁量が半量のため作りにくい場合は、ⓐを材料表の2倍量で作って、半量の汁を盛ってもよい。

カニかまコロコロサラダ

1人分　エネルギー 183 kcal　たんぱく質 9.2g　塩分 0.9g

材料（1 人分）

大根……40g
カニ風味かまぼこ……20g
冷凍スイートコーン……10g
冷凍グリーンピース……5g
食パンの耳……5g
ガーリックパウダー……少量
ⓐ 塩……ミニスプーン1/4(0.3g)
ⓐ こしょう……少量
ⓐ 粉からし……少量 (0.1g)
ⓐ オリーブ油……小さじ3/4(3g)
ⓐ 酢……小さじ1(5g)
ⓐ マヨネーズ……小さじ1(4g)

作り方

1 大根とカニ風味かまぼこは1cm角に切る。
2 コーンとグリーンピースはさっとゆでる。
3 食パンの耳は1cm角に切り、トースターでカリッと焼いてガーリックパウダーをふる。
4 ⓐを混ぜ合わせ、1、2、3をあえる。
※食パンの耳のクルトンはまとめて作っておくとよい。

スープは素材の味や香りをいかして

野菜やきのこの甘さやうま味を引き出せば、塩分控えめでおいしいスープが作れます。「まいたけのスープ」は、独特の香りが楽しめるスープです。少しくせがあるので、パセリをふるのがポイント。まいたけの香りが強すぎるようなら、ほかのきのこと半量ずつにしたり、くせの少ないしめじなどにかえたりしてもよいでしょう。玉ねぎと少量のセロリをいため、コンソメと水を加えて煮たオニオンスープや、数種類の野菜を合わせたミネストローネ（76ページ）もおすすめです。いずれも汁は少なめに作りましょう。

ステージ G3b

一日の目安　エネルギー1600kcal　たんぱく質40g　塩分6g

たんぱく質制限・減塩食事献立③

1人分	エネルギー	たんぱく質	塩分
	479kcal	13.4g	1.3g

昼食

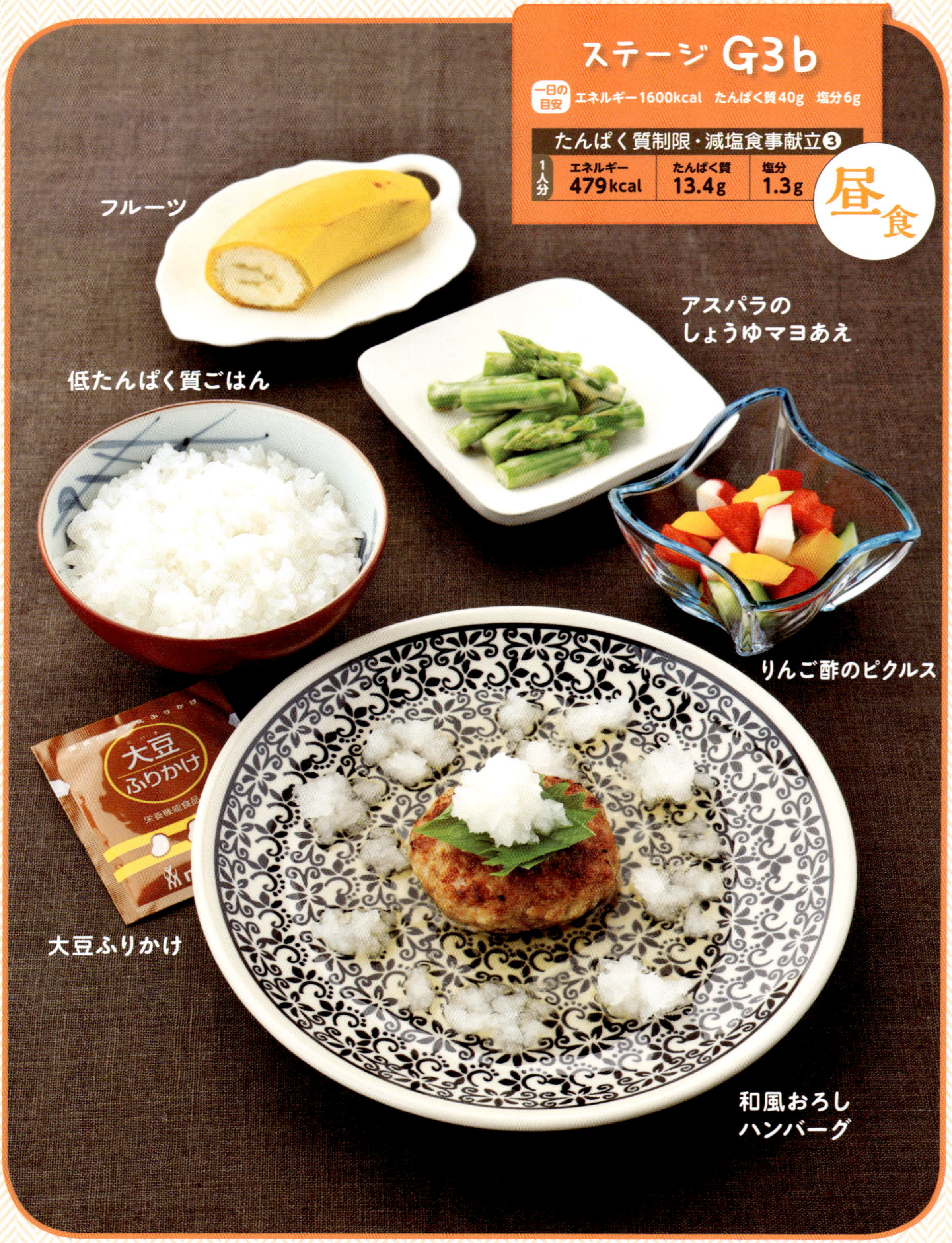

アスパラのしょうゆマヨあえ

1人分 エネルギー 29 kcal
たんぱく質 0.9g　塩分 0.2g

材料（1人分）

グリーンアスパラガス… 2本(30g)
┌ マヨネーズ…………小さじ3/4(3g)
└ しょうゆ…………小さじ1/6(1g)

作り方

1 アスパラは3cm長さに切り、ゆでて湯をきる。

2 マヨネーズとしょうゆを混ぜ合わせ、1をあえる。

りんご酢のピクルス

1人分 エネルギー 11 kcal
たんぱく質 0.3g　塩分 0.2g

材料（4人分）

きゅうり…………1/2本弱(40g)
赤パプリカ…………1/6個(20g)
黄パプリカ…………1/6個(20g)
ラディシュ…………5個(40g)
┌ 砂糖…………小さじ1 1/3(4g)
a りんご酢…………大さじ1 1/5(18g)
└ 塩…………ミニスプーン4/5(0.8g)

作り方

1 きゅうりとパプリカは小さめの乱切りにする。ラディシュは葉を落として4等分にする。

2 aをなべに入れて煮立て、火を消してあら熱をとる。

3 2に1を加え、30分ほどおいて味をなじませる。

和風おろしハンバーグ

1人分 エネルギー 113 kcal
たんぱく質 10.7g　塩分 0.8g

材料（4人分）

┌ 豚赤身ひき肉…………160g
│ 玉ねぎ…………1/4個(52g)
│ 塩…………ミニスプーン1/2(0.3g)
│ こしょう…………少量(0.1g)
a ガーリックパウダー…………少量
│ とき卵…………1/2個弱分(20g)
│ パン粉…………1/3カップ強(16g)
└ マーガリン…………大さじ1/2弱(5.2g)
サラダ油…………大さじ1/2弱(5.2g)
┌ 酒…………小さじ4/5(4g)
│ うす口しょうゆ…………小さじ1 1/3(8g)
│ みりん…………小さじ1 1/3(8g)
b 塩…………ミニスプーン1強(1.6g)
│ おろししょうが…………4g
│ かたくり粉…………小さじ1 1/3(4g)
└ 水…………1 1/5カップ(240ml)
しそ…………3枚(2g)
大根…………1/5本(200g)

作り方

1 玉ねぎはみじん切りにし、耐熱皿に入れてラップをかけ、電子レンジで1～2分加熱する。ラップをはずしてさます。

2 aの材料をすべて合わせて粘りが出るまでよく練り混ぜ、4等分して小判形にする。

3 フライパンに油を熱し、2を入れて、ふたをせずに中火で3分焼く。裏返してふたをしてさらに2分焼き、中まで火を通す。

4 なべにbを入れて煮立ててあんを作り、皿に広げる。

5 3を盛り、しそと水けを軽く絞った大根おろしを添える。

フルーツ

1人分 エネルギー 43 kcal
たんぱく質 0.6g　塩分 0g

1人分

バナナ…………小1/2本(50g)

低たんぱく質ごはん

1人分 エネルギー 272 kcal
たんぱく質 0.2g　塩分 0g

1人分

低たんぱく質ごはん…………160g

大豆ふりかけ

1人分 エネルギー 11 kcal
たんぱく質 0.7g　塩分 0.1g

1人分

大豆ふりかけ…………1袋(2.5g)

ステージ G3b

一日の目安　エネルギー1600kcal　たんぱく質40g　塩分6g

たんぱく質制限・減塩食事献立③

1人分	エネルギー	たんぱく質	塩分
	595kcal	16.3g	1.8g

夕食

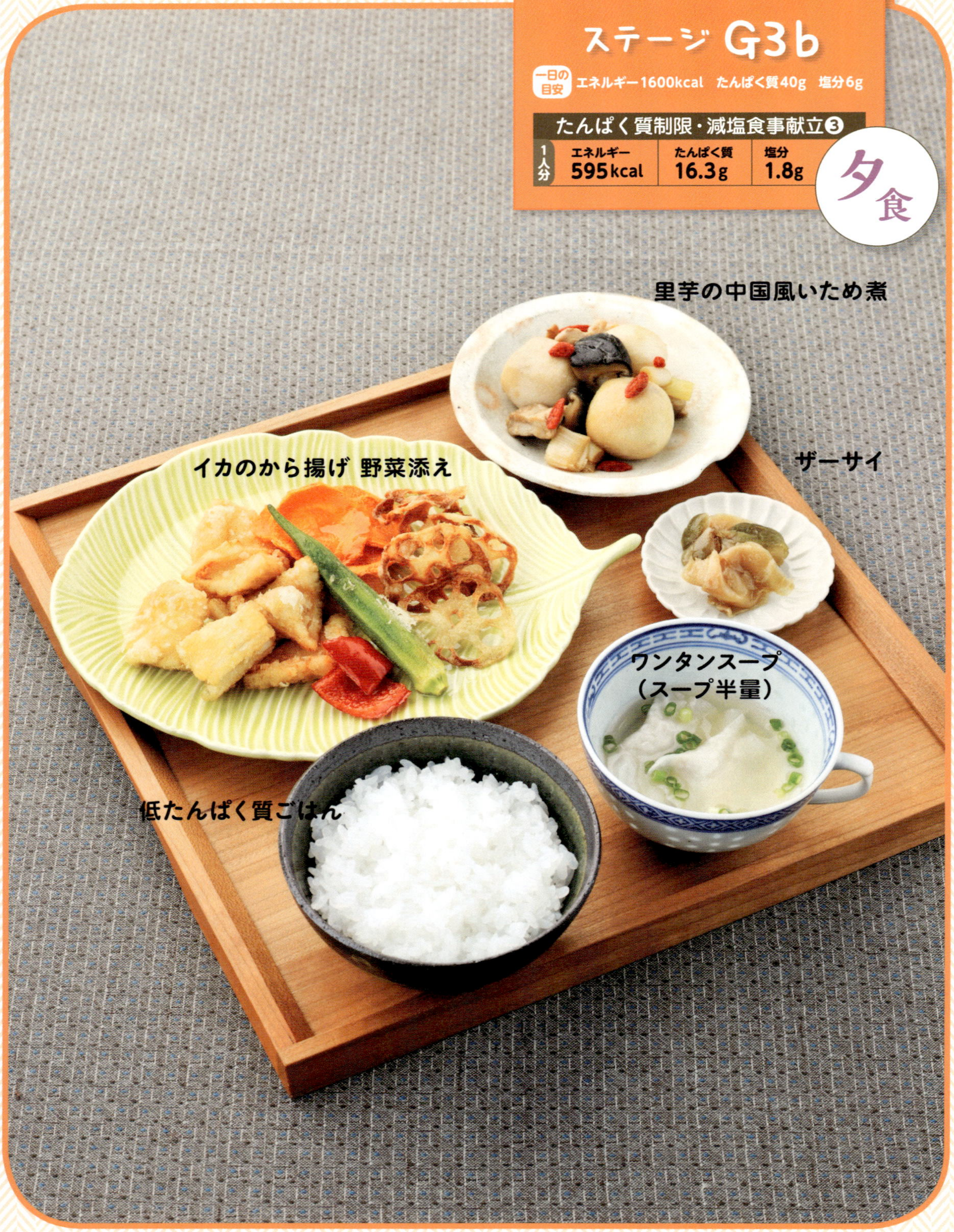

RECIPE

ワンタンスープ（スープ半量）

1人分　エネルギー 23 kcal　たんぱく質 0.9g　塩分 0.3g

材料（1人分）

- ⓐ
  - 鶏ひき肉……4g
  - 玉ねぎ……2g
  - かたくり粉……少量（0.2g）
  - 塩……少量
- ワンタンの皮……1枚（4g）
- ⓑ
  - 顆粒鶏がらだし……ミニスプーン1弱（0.5g）
  - 塩……少量
  - しょうゆ……ミニスプーン1/5（0.25g）
  - 水……1/4カップ（50mℓ）
- 小ねぎ……1g

※ⓑは通常の1人分のスープの半量です。

作り方

1 玉ねぎはみじん切りにし、ⓐをよく混ぜ合わせる。

2 半分に切ったワンタンの皮で1を1/2量ずつ包む。

3 小なべにⓑを入れて煮立て、2を入れて煮る。器に盛り、小ねぎの小口切りを散らす。

※スープ量が半量のため作りにくい場合は、ⓑを材料表の2倍量で作って、半量のスープを盛ってもよい。また、ワンタンはⓐとワンタンの皮を4倍量で作って、残りを冷凍保存してもよい。

里芋の中国風いため煮

1人分　エネルギー 94 kcal　たんぱく質 3.5g　塩分 0.4g

材料（1人分）

- 冷凍里芋……3個（60g）
- 干ししいたけ……1/2個（1g）
- ねぎ……5g
- 鶏もも肉……10g
- ごま油……小さじ1/2（2g）
- ⓐ
  - おろししょうが……1g
  - 酒……小さじ2/5（2g）
  - みりん……小さじ1/6（1g）
  - 減塩しょうゆ……小さじ2/3強（4g）
  - 顆粒和風だし……ミニスプーン1/3（0.2g）
  - 水……大さじ2（30mℓ）
  - クコの実……1g

作り方

1 里芋は電子レンジで約2分加熱して解凍し、大きければ食べやすい大きさに切る。

2 干ししいたけはもどして食べやすい大きさに切る。ねぎは1cm長さに、鶏肉は小さめに切る。

3 小なべにごま油を熱して1と2をいため、全体に油がなじんだら、ⓐを加えて汁けがなくなるまでいため煮にする。

イカのから揚げ 野菜添え

1人分　エネルギー 198 kcal　たんぱく質 11.6g　塩分 0.7g

材料（1人分）

- イカの胴……60g
- ⓐ
  - 減塩しょうゆ……小さじ2/3強（4g）
  - 酒……小さじ4/5（4g）
  - おろししょうが……3g
- にんじん……20g
- れんこん……10g
- 赤パプリカ……10g
- オクラ……1本（10g）
- かたくり粉……大さじ1/2強（5g）
- 揚げ油……適量

作り方

1 イカは格子状に切り目を入れて一口大に切る。ⓐを混ぜ合わせてイカを漬け込み、下味をつける。

2 にんじんとれんこんは薄い輪切りに、パプリカは乱切りにし、オクラは切り目を入れる。

3 1にかたくり粉をまぶし、170℃に熱した油でカラリと揚げる。

4 2は素揚げし、3とともに盛り合わせる。

ザーサイ

1人分　エネルギー 8 kcal　たんぱく質 0.1g　塩分 0.4g

1人分

- 味つけザーサイ……10g

低たんぱく質ごはん

1人分　エネルギー 272 kcal　たんぱく質 0.2g　塩分 0g

1人分

- 低たんぱく質ごはん……160g

ステージ G3b

一日の目安　エネルギー1600kcal　たんぱく質40g　塩分6g

たんぱく質制限・減塩食事献立❹

朝食

	エネルギー	たんぱく質	塩分
1人分	408kcal	7.5g	1.3g

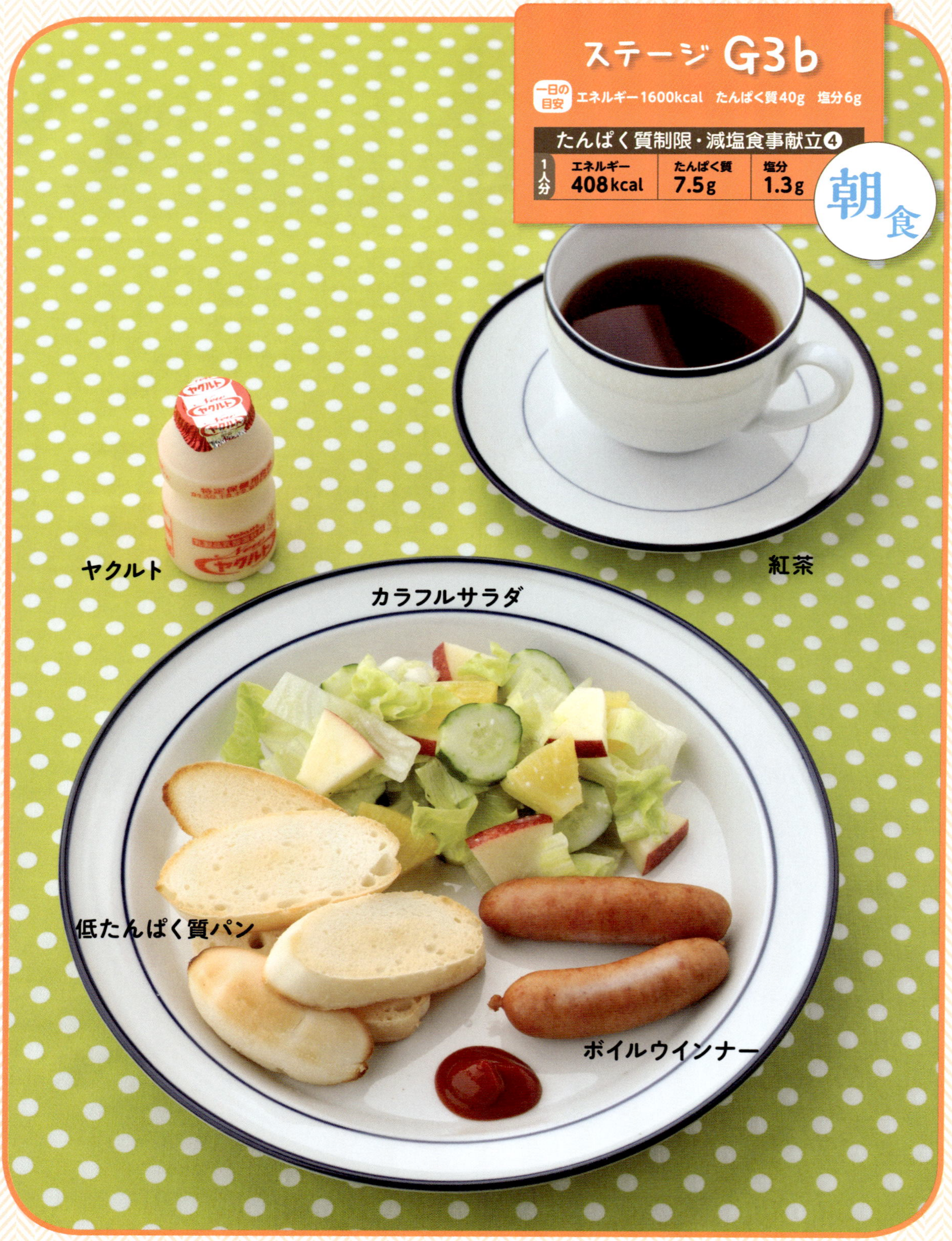

RECIPE

低たんぱく質パン

1人分 エネルギー 221 kcal
たんぱく質 1.9g　塩分 0.3g

材料（1人分）

低たんぱく質パン……50g

作り方

1 丸パンを縦に5㎜厚さにスライスし、トーストする。

紅茶

1人分 エネルギー 4 kcal
たんぱく質 0.2g　塩分 0g

1人分

紅茶……1杯(120㎖)

ヤクルト

1人分 エネルギー 50 kcal
たんぱく質 0.8g　塩分 0g

1人分

ヤクルト……1本(65㎖)

カラフルサラダ

1人分 エネルギー 32 kcal
たんぱく質 0.5g　塩分 0.3g

材料（1人分）

レタス……1/2枚(20g)
きゅうり……1/4本(25g)
りんご……20g
パイナップル缶詰め……15g
ノンオイルフレンチドレッシング……小さじ2(10g)

作り方

1 レタスは1㎝幅に切る。きゅうりはしま模様になるように皮をむいて5㎜厚さの輪切りにする。りんごは皮つきのまま5㎜厚さのいちょう切りにする。パイナップルは小さめに切る。

2 すべての材料をドレッシングであえる。

ボイルウインナー

1人分 エネルギー 101 kcal
たんぱく質4.1g　塩分 0.7g

材料（1人分）

ウインナーソーセージ……2本(30g)
トマトケチャップ……小さじ1(5g)

作り方

1 なべに湯を沸かし、ウインナーを入れて弱火で3分ほどゆでる。

2 皿に盛り、トマトケチャップを添える。

ウインナーソーセージなどの塩分の多い加工品も、食べすぎなければOK！ 適量を覚えて味のアクセントに

塩分が多い食品として悪者にされがちな加工品ですが、そうはいってもおいしいので、つい食べたくなってしまうものですね。そんなときは、がまんせずに食べてもいいのです。朝食では、味にインパクトのある食材を使うことで、体を目覚めさせる効果もあります。ただし、加工品はかならず適量にとどめることが約束です。食べてもよい目安の量は、だいたい20～30gくらい。ツナ缶なら大きめのスプーンに2杯程度、ウインナーソーセージなら2本まで。特に塩分が多いハムやベーコンは、1枚か1枚半までにしておきましょう。極端に禁止してしまうと、反動による食べすぎにつながりやすいので、少量で満足できるように習慣づけていくことをおすすめします。

ステージ G3b

一日の目安　エネルギー1600kcal　たんぱく質40g　塩分6g

たんぱく質制限・減塩食事献立④

1人分	エネルギー	たんぱく質	塩分
	641kcal	14.7g	1.4g

昼食

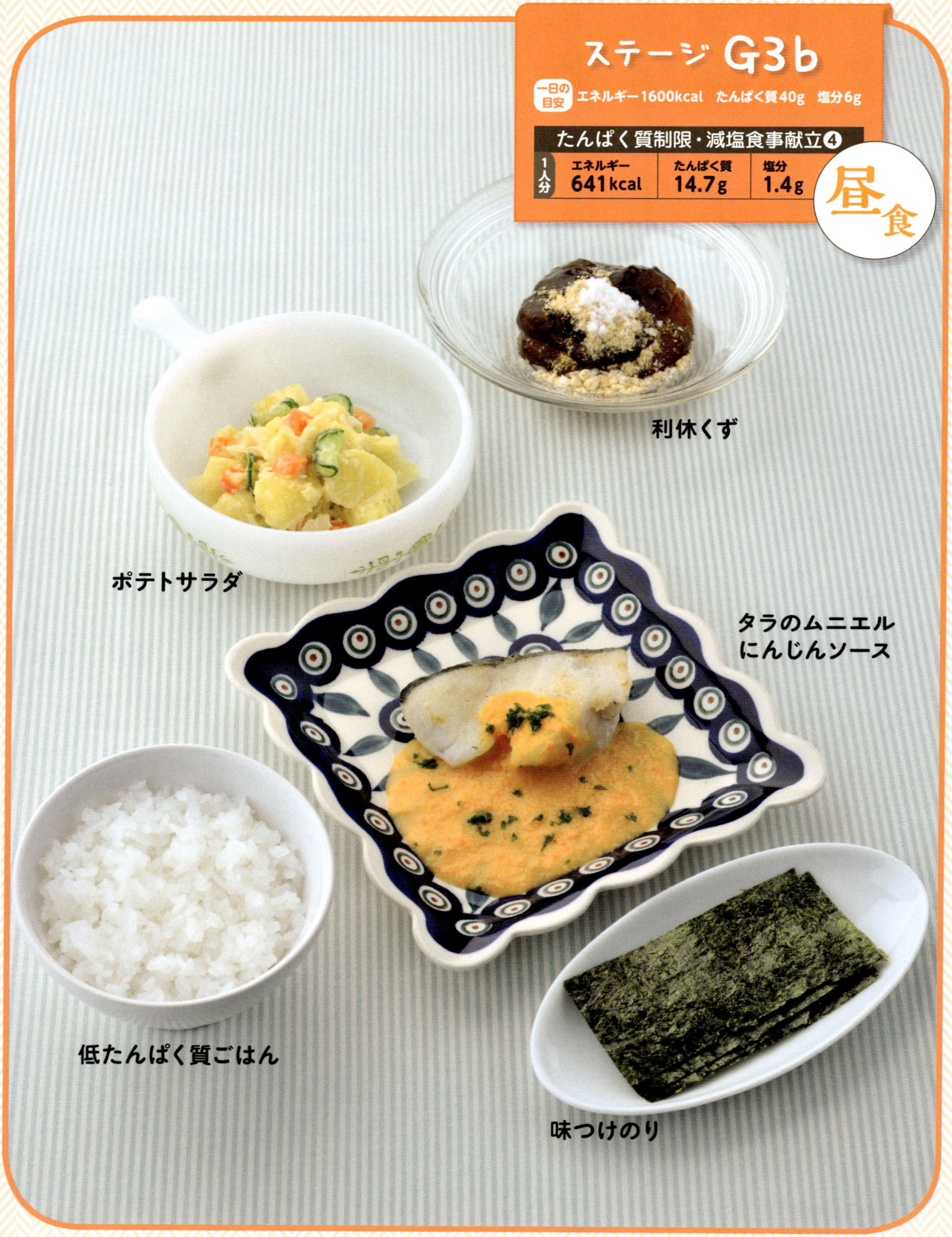

利休くず

1人分 エネルギー 100 kcal たんぱく質 0.7g 塩分 0g

材料（4人分） カッコ内は1人分量

- ⓐくず粉……50g(12.5g)
- ⓐ黒砂糖……50g(12.5g)
- ⓐ水……1 1/2カップ 300mℓ(75mℓ)
- きな粉……6g(1.5g)
- 砂糖……6g(1.5g)

作り方

1 なべにⓐを入れ、よく混ぜてから弱火にかける。たえずかき混ぜながら、ほどよいかたさになるまで加熱する。

2 あら熱がとれたら器に盛り、きな粉と砂糖をかける。

ポテトサラダ

1人分 エネルギー 136 kcal たんぱく質 1.5g 塩分 0.5g

材料（1人分）

- じゃが芋……1/2個(60g)
- にんじん……5g
- 玉ねぎ……5g
- きゅうり……10g
- ⓐマヨネーズ……大さじ1(12g)
- ⓐ酢……小さじ1/5(1g)
- ⓐ粉からし……ミニスプーン1弱(0.3g)
- ⓐレモン汁……少量(0.1g)
- ⓐ塩……ミニスプーン1/4(0.3g)

作り方

1 じゃがいもとにんじんは食べやすい大きさに切ってゆでる。

2 玉ねぎは縦に薄切り、きゅうりは薄い輪切りにし、塩（分量外）をふってもみ、洗って水けを絞る。

3 1のあら熱がとれたら、ⓐと2を加えて混ぜ合わせる。

タラのムニエル にんじんソース

1人分 エネルギー 131 kcal たんぱく質 11.9g 塩分 0.9g

材料（1人分）

- タラ（切り身）……60g
- 塩……ミニスプーン1/4(0.3g)
- こしょう……少量
- 小麦粉……小さじ2(6g)
- サラダ油……小さじ3/4(3g)
- ⓐにんじん……10g
- ⓐ生クリーム……小さじ1(5g)
- ⓐ牛乳……小さじ1(5g)
- ⓐ水……大さじ2(30mℓ)
- ⓐ顆粒コンソメ……小さじ1/4弱(0.8g)
- ⓐかたくり粉……小さじ1/3(1g)
- パセリ……少量

作り方

1 タラは塩とこしょうで下味をつける。

2 にんじんはすりおろし、なべにⓐを入れて弱火にかけ、とろみがつくまでかき混ぜながら加熱する。

3 フライパンに油を熱し、1に小麦粉を薄くまぶしてこんがりと焼く。

4 器に3を盛り、2をかける。パセリを散らす。

※にんじんは、1～2本まとめてすりおろして、冷凍しておいてもよいでしょう。ラップに薄く広げて冷凍すれば、使う量だけ割って分けることができます。

味つけのり

1人分 エネルギー 2 kcal たんぱく質 0.4g 塩分 0g

1人分

味つけのり‥全形1/8枚切り3～4枚

低たんぱく質ごはん

1人分 エネルギー 272 kcal たんぱく質 0.2g 塩分 0g

材料（1人分）

低たんぱく質ごはん……160g

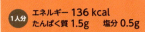

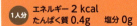

ステージ G3b

一日の目安 エネルギー1600kcal　たんぱく質40g　塩分6g

たんぱく質制限・減塩食事献立④

1人分	エネルギー	たんぱく質	塩分
	626kcal	11.9g	2.0g

夕食

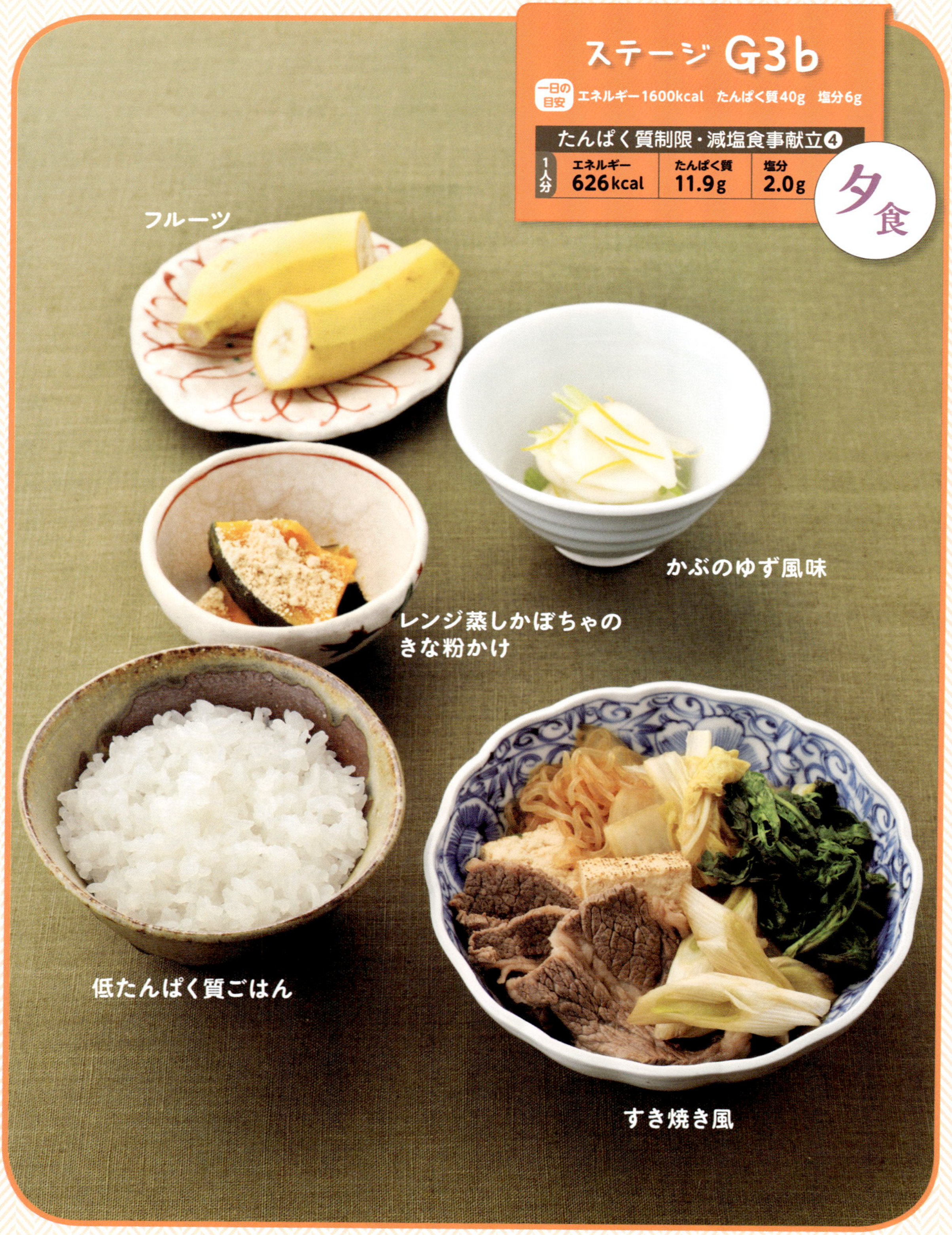

フルーツ
かぶのゆず風味
レンジ蒸しかぼちゃのきな粉かけ
低たんぱく質ごはん
すき焼き風

レンジ蒸しかぼちゃのきな粉かけ

1人分 エネルギー 40 kcal
たんぱく質 1.2g　塩分 0.2g

材料（1人分）

かぼちゃ……40g
塩……ミニスプーン1/6(0.2g)
きなこ粉……小さじ1/2(1g)

作り方

1 かぼちゃは食べやすい大きさに切って耐熱皿にのせ、水をふる。ラップをかけて電子レンジで1分30秒加熱する。
2 器に盛り、塩ときな粉をふる。

かぶのゆず風味

1人分 エネルギー 13 kcal
たんぱく質 0.4g　塩分 0.5g

材料（1人分）

かぶ……1個(60g)
塩……ミニスプーン1/2弱(0.5g)
ゆず皮……1g

作り方

1 かぶはよく洗い、半分に切って縦に薄切りにする。
2 1を塩もみして、ゆず皮のせん切りを混ぜる。

すき焼き風

1人分 エネルギー 215 kcal
たんぱく質 9.0g　塩分 1.3g

材料（1人分）

牛バラ薄切り肉……30g
焼き豆腐……30g
白菜……2/3枚(100g)
春菊……1/6束(30g)
ねぎ……1/3本(30g)
しらたき……15g
ⓐ 砂糖……小さじ1弱(2.5g)
ⓐ みりん……小さじ1/4(1.5g)
ⓐ 減塩しょうゆ……小さじ2 1/2(15g)
ⓐ 水……2/5カップ(80mℓ)

作り方

1 焼き豆腐は1～2㎝厚さに切る。白菜は軸と葉に切り分け、軸はそぎ切り、葉は4～5㎝角に切りにする。春菊は5㎝長さに、ねぎは斜め切りにする。
2 しらたきは下ゆでして、食べやすい長さに切る。
3 なべに1と2を並べ入れ、ⓐを注いでふたをし、中火で煮る。
4 野菜にほぼ火が通ったら、牛肉を加えてさっと煮て、器に盛る。

フルーツ

1人分 エネルギー 86 kcal
たんぱく質 1.1g　塩分 0g

1人分

バナナ……小1本(100g)

低たんぱく質ごはん

1人分 エネルギー 272 kcal
たんぱく質 0.2g　塩分 0g

1人分

低たんぱく質ごはん……160g

肉は脂肪が多いほど低たんぱく質

バラ、サーロイン、肩ロースなど、脂身（脂肪）が多い肉は、たんぱく質が少なめです。たんぱく質制限をしている人は、脂身の多い肉を選ぶとよいでしょう。逆に、太りぎみの人や、糖尿病の気がある人は、脂身が少なめでヘルシーなヒレ肉、もも肉を中心にしましょう。制限のない人は、いろいろな種類の肉をバランスよく食べるように心がけましょう。

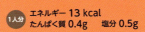

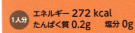

食事療法に取り入れると◎

主食にはたんぱく質調整食品を活用しよう！

たんぱく質を一日40g前後に制限するのは、簡単なことではありません。普通の食品だけを食べながらこの食事制限を行おうとすると、主食のたんぱく質だけで軽く15gを超えてしまいます。魚や肉などから摂取できるたんぱく質量はわずか25gになってしまうのです。

魚や肉から良質のたんぱく質を摂取するために、主食にはたんぱく質調整食品をぜひ活用してください。主食のエネルギーはほぼそのままで、たんぱく質量をおさえられるため、その分、魚や肉、卵、豆腐といった良質のたんぱく質を多めにとることができます。

手軽に使える食品がいろいろあるので、試してみましょう。

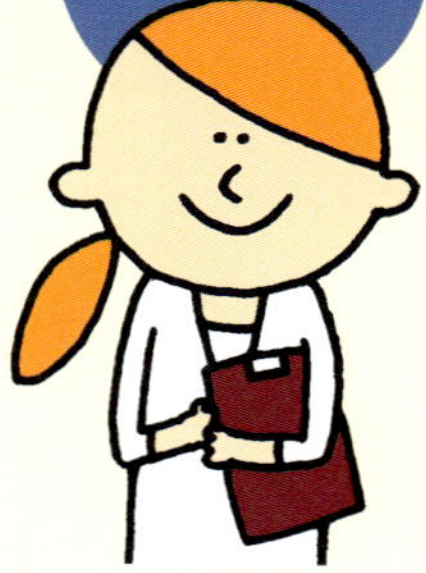

ごはん

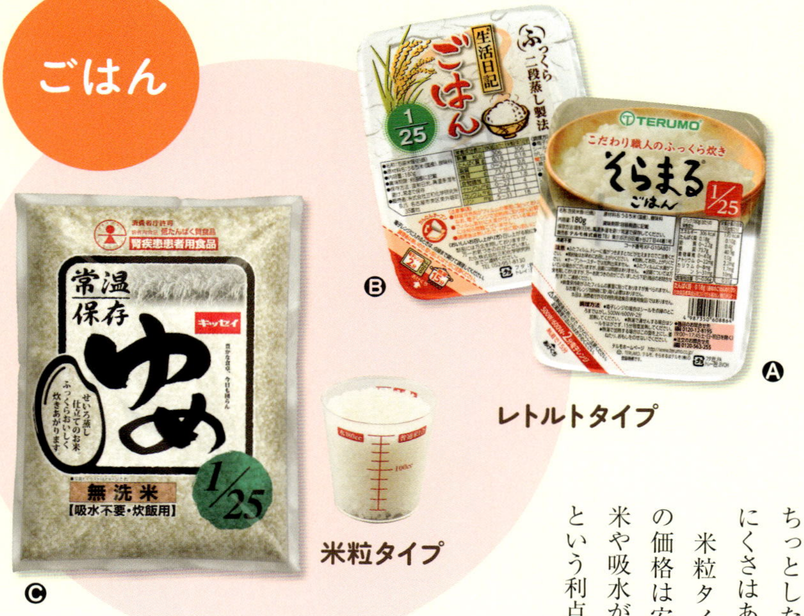

レトルトタイプ

米粒タイプ

低たんぱく質ごはんには、電子レンジで温めて食べる1食分ずつのレトルトタイプのものと、炊飯器で炊いて食べる米粒タイプのものがあります。どちらも、普通のごはんと比べると色が非常に白く、少しもちっとした独特の食感ですが、食べにくさはあまりありません。

米粒タイプのほうが1食あたりの価格は安くすみます。さらに、洗米や吸水が不要なので手軽に炊けるという利点があります。

ごはんのたんぱく質量比較（1食分あたり）

種類	たんぱく質量
精白米ごはん160g	4.0g
玄米ごはん160g	4.5g
低たんぱく質ごはん（1/25）160g	0.2g
低たんぱく質ごはん（1/35）160g	0.1g

パン

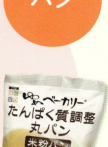

低たんぱく質パンには、さまざまな種類がありますが、どれも普通のパンよりもややパサパサしているので、トーストして食べるとよいでしょう。丸いパンは薄切りにしてこんがり焼くと、スナック感覚で食べられます（96、102ページ）。

米粉パンも、小麦グルテン不使用のものであれば、たんぱく質量が普通のパンの半分以下と少なめです。

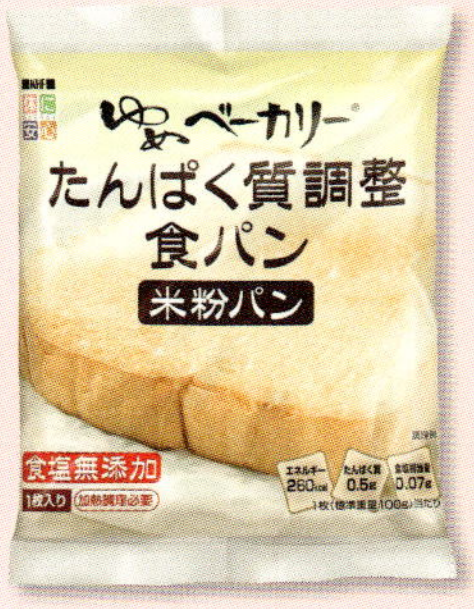

D

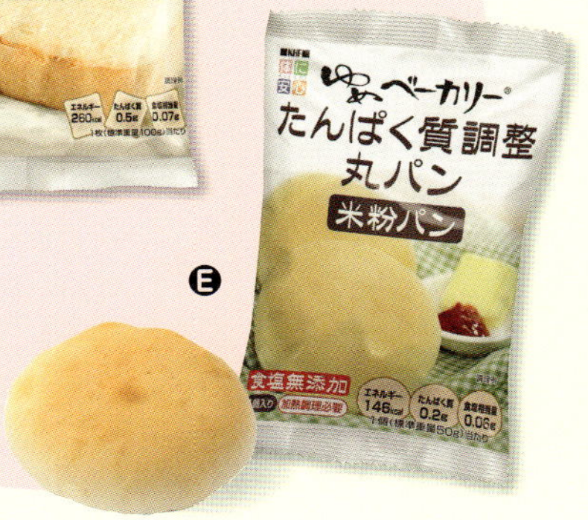

E

パンのたんぱく質量比較（1食分あたり）

種類	たんぱく質量
食パン90g	8.4g
ロールパン80g	8.1g
クロワッサン60g	4.7g
米粉パン（小麦グルテン不使用）100g	3.4g
低たんぱく質パン100g	0.5g

めん類

スパゲティやうどんは、主食の中でもたんぱく質が多い食品なので、たんぱく質の少ない素材と組み合わせて使うなどのくふうが必要ですが、たんぱく質調整食品を使えば、ソースや具材に魚や肉なども使えるようになり、バリエーションを楽しめます。

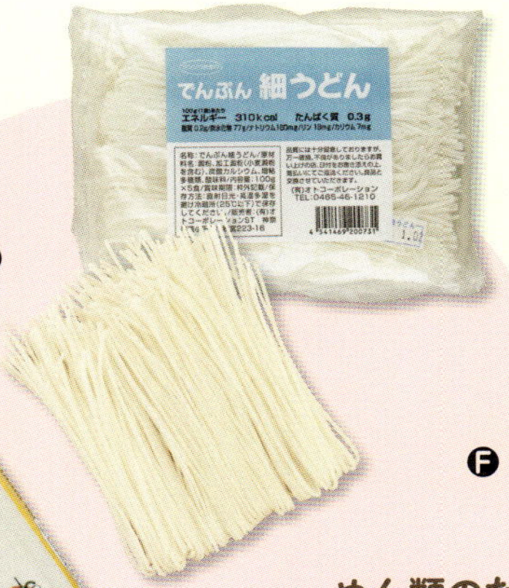

G

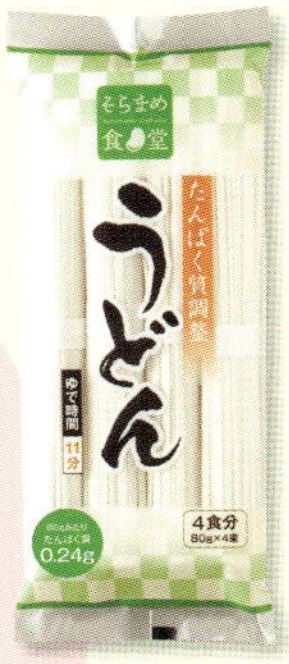

F

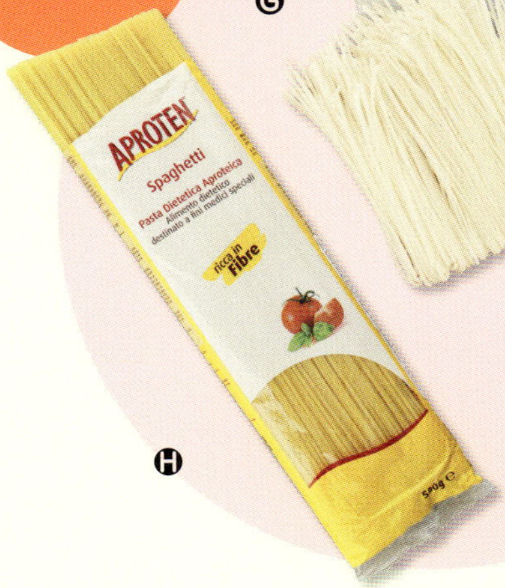

H

めん類のたんぱく質量比較（1食分あたり）

種類	たんぱく質量
スパゲティ（乾）70g	9.1g
低たんぱく質スパゲティタイプ（乾）70g	0.3g
うどん（乾）100g	8.5g
でんぷんうどん（乾）100g	0.3g

紹介している商品はインターネットなどで購入可能です。商品に関するお問い合わせは、Ⓐテルモ㈱0120-12-8195／Ⓑニュートリー㈱0120-219-038／Ⓒ・Ⓓ・Ⓔキッセイ薬品工業㈱ キッセイ食事サポートサービス0120-515-260／Ⓕ㈱ヘルシーネットワーク ヘルシーネットワークお客様相談窓口0120-680-357／Ⓖ㈲オトコーポレーション0120-255-755／Ⓗハインツ日本㈱0120-370-655

主菜を差しかえ

鶏肉のポーピエット

ポーピエットは肉や魚で具材を巻いたフランス料理。
「減塩食は味けない」というイメージをくつがえす、しゃれた一皿です。

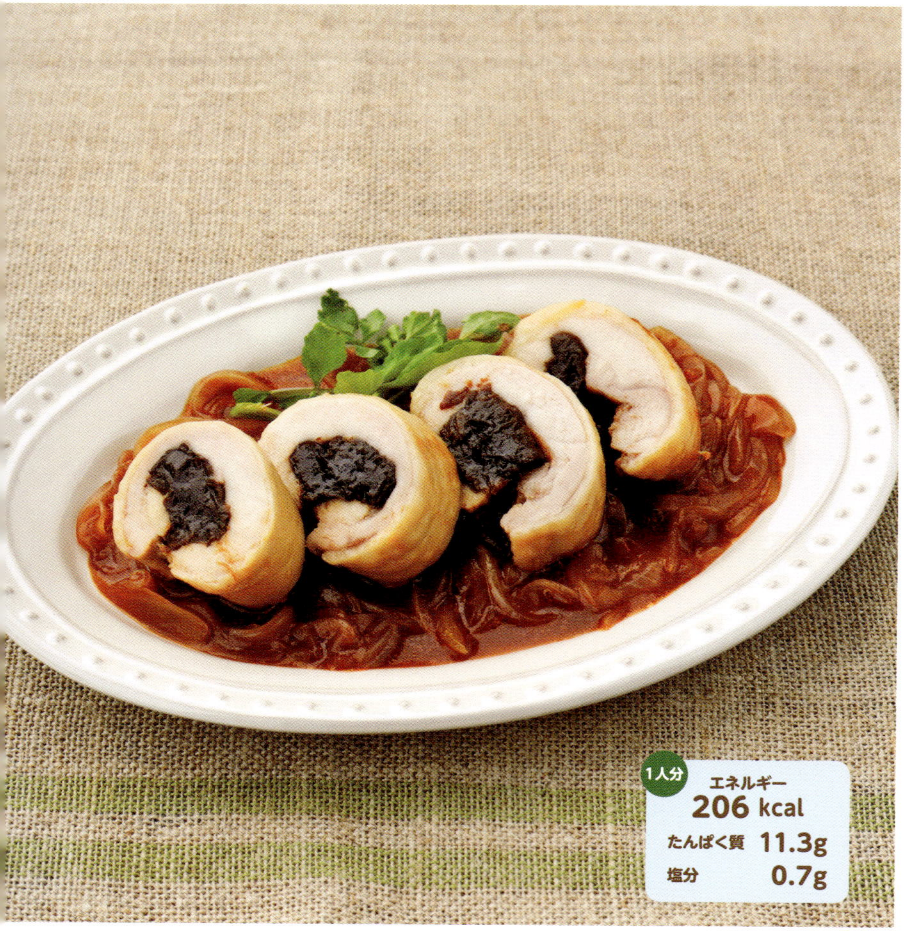

1人分
エネルギー **206 kcal**
たんぱく質 **11.3g**
塩分 **0.7g**

材料（1人分）

- 鶏もも肉……60g
- 塩……ミニスプーン1/4（0.3g）
- こしょう……少量
- 干しプルーン（種なし）……20g
- 玉ねぎ……1/5個（40g）
- 顆粒コンソメ……ミニスプーン1/6（0.1g）
- 水……大さじ4（60㎖）
- デミグラスソース（市販品）……20g
- トマトソース（市販品）……5g
- クレソン……3g

作り方

1 鶏肉は観音開きにして塩とこしょうで下味をつける。鶏肉でプルーンを芯にして巻き、たこ糸で縛る。

2 玉ねぎは縦に薄切りにする。

3 なべにコンソメと水を入れて煮立て、**1**、**2**を煮る。

4 鶏肉の表面が白っぽくなったら、デミグラスソースとトマトソースを加えて15分以上煮込む（長く煮込んだほうがおいしい）。

5 鶏肉は食べやすく切ってソースとともに器に盛り、クレソンを添える。

主菜を差しかえ

タイのポワレ 温野菜添え

焼き目の香ばしさと、オリーブ油やレモンの香りで、シンプルに素材の味を楽しむのも、じょうずな減塩のコツ。

材料（1人分）

- タイ（切り身）……70g
- 塩……ミニスプーン1/4(0.3g)
- こしょう……少量
- 小麦粉……小さじ2強(7g)

サラダ油……小さじ2/3(2.3g)
さやえんどう……5枚(5g)
れんこん……30g
冷凍かぼちゃ……30g

- オリーブ油……大さじ1(12g)
- 塩……ミニスプーン1強(1.3g)
- レモン汁……小さじ1強(6g)

作り方

1 タイは一口大に切り、塩とこしょうで下味をつけ、小麦粉をまぶす。サラダ油を熱したフライパンでこんがりと両面焼く。

2 さやえんどうは筋を除き、れんこん、かぼちゃは5㎜厚さに切り、それぞれゆでる。

3 器に1、2を盛り合わせ、オリーブ油、塩、レモン汁をふる。

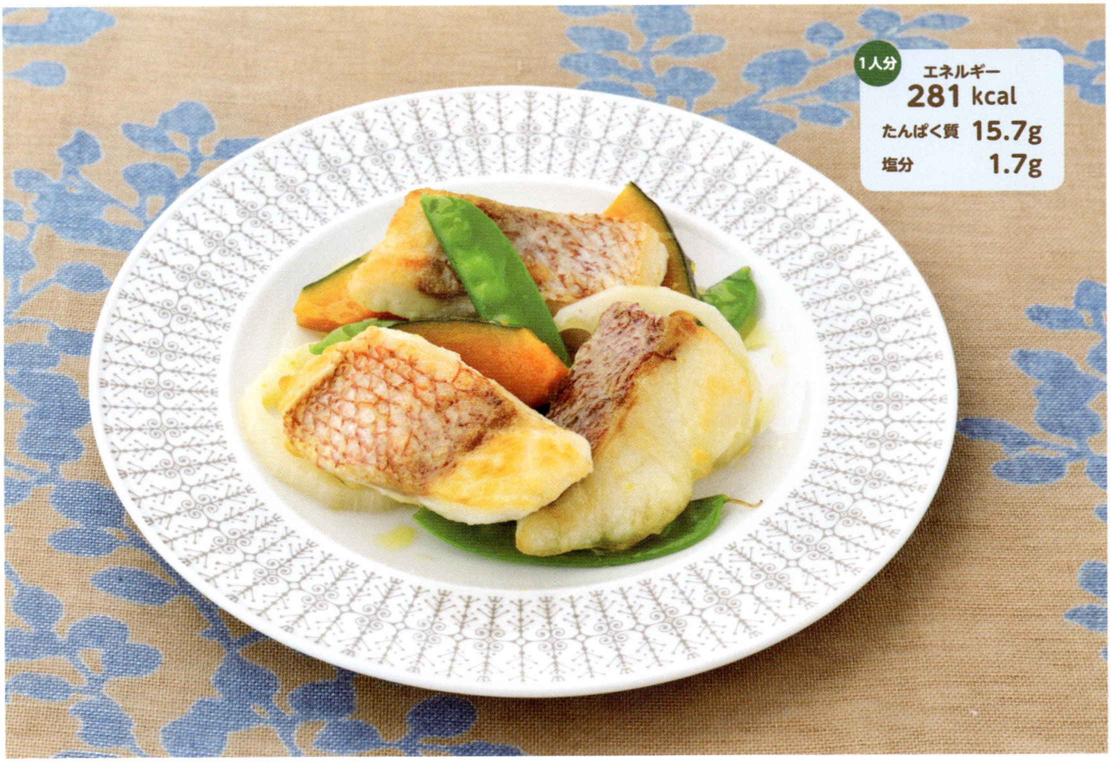
1人分
エネルギー
281 kcal
たんぱく質 15.7g
塩分 1.7g

主菜を差しかえ

サワラのカレーじょうゆ焼き

淡泊な味わいのサワラには、減塩しょうゆとカレー粉で風味づけ。塩分控えめでもしっかりとした味つけに感じられます。

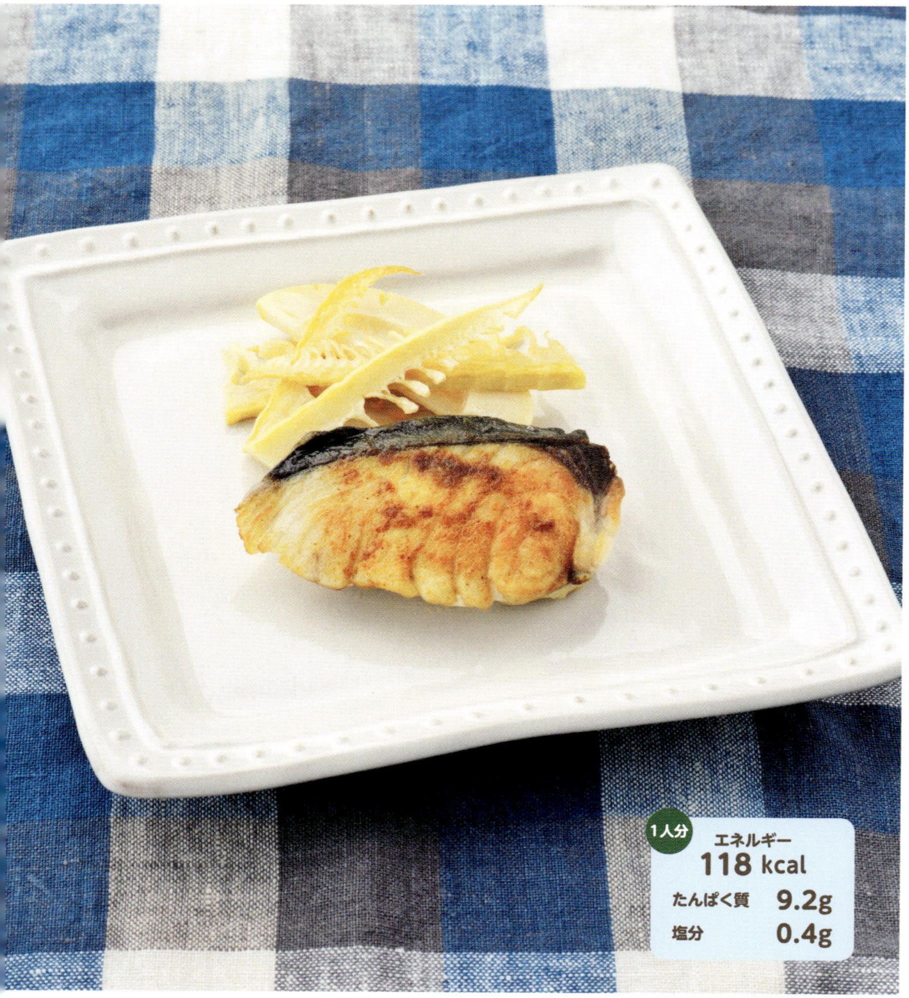

1人分
エネルギー 118 kcal
たんぱく質 9.2g
塩分 0.4g

材料（1人分）

- サワラ（切り身）……40g
- 減塩しょうゆ……小さじ1/3(2g)
- カレー粉……少々(0.1g)
- 小麦粉……大さじ1/2弱(4g)
- サラダ油……小さじ2/3(3g)
- ゆで竹の子……20g
- 塩……少量(0.1g)

作り方

1 サワラはしょうゆとカレー粉で下味をつける。

2 フライパンに油を熱し、1に小麦粉をまぶして焼き、器に盛る。

3 ゆで竹の子は薄切りにし、ソテーして塩をふり、2に添える。

主菜を差しかえ

キャベツとキムチの豚ロール

いため物の定番、豚肉とキムチの組み合わせを揚げ物に。キムチは塩分が多いので少なめにして、キャベツと合わせます。

材料（1人分）

ⓐ	キャベツ	1/2枚(30g)
ⓐ	白菜キムチ	10g
	豚ロース薄切り肉	60g
	塩	ミニスプーン1/4(0.3g)
	こしょう	少量
	かたくり粉	小さじ2/3(2g)
	とき卵	5g
	小麦粉	大さじ1/2強(5g)
	揚げ油	適量
	キャベツ	1/4枚(20g)
	中濃ソース	8g

作り方

1. ⓐのキャベツは一口大に切って、電子レンジで20秒加熱する。
2. キムチは大きければ食べやすい大きさに切り、**1**と混ぜ合わせる。
3. 豚肉は塩とこしょうで下味をつけ、かたくり粉をまぶす。**2**を適量のせて包むように巻き、ようじでとめる。
4. とき卵と小麦粉を合わせた衣に**3**をくぐらせ、170℃の油でカラリと揚げる。
5. 器に盛り、キャベツのせん切りを添え、ソースをかける。

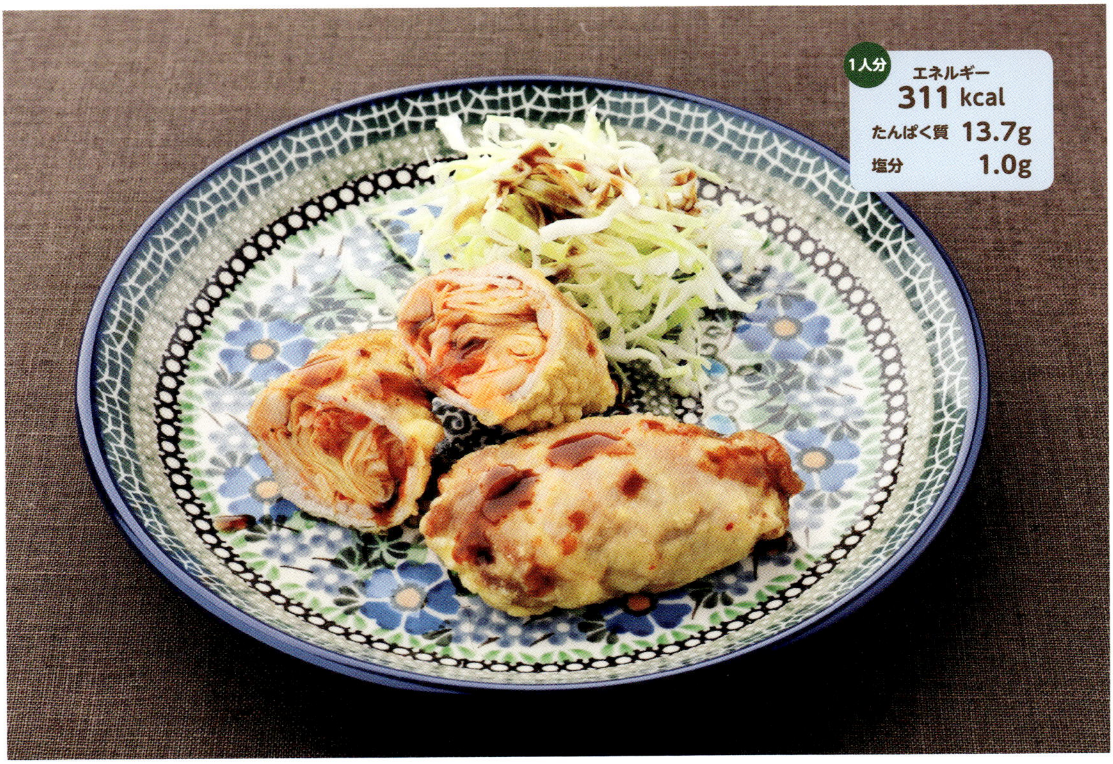
1人分
エネルギー 311 kcal
たんぱく質 13.7g
塩分 1.0g

副菜を差しかえ

中国風なすサラダ

なすは電子レンジ調理で色よく蒸し上がります。
シャキシャキしたせん切り野菜とともに、しょうがのきいたたれでさっぱりと。

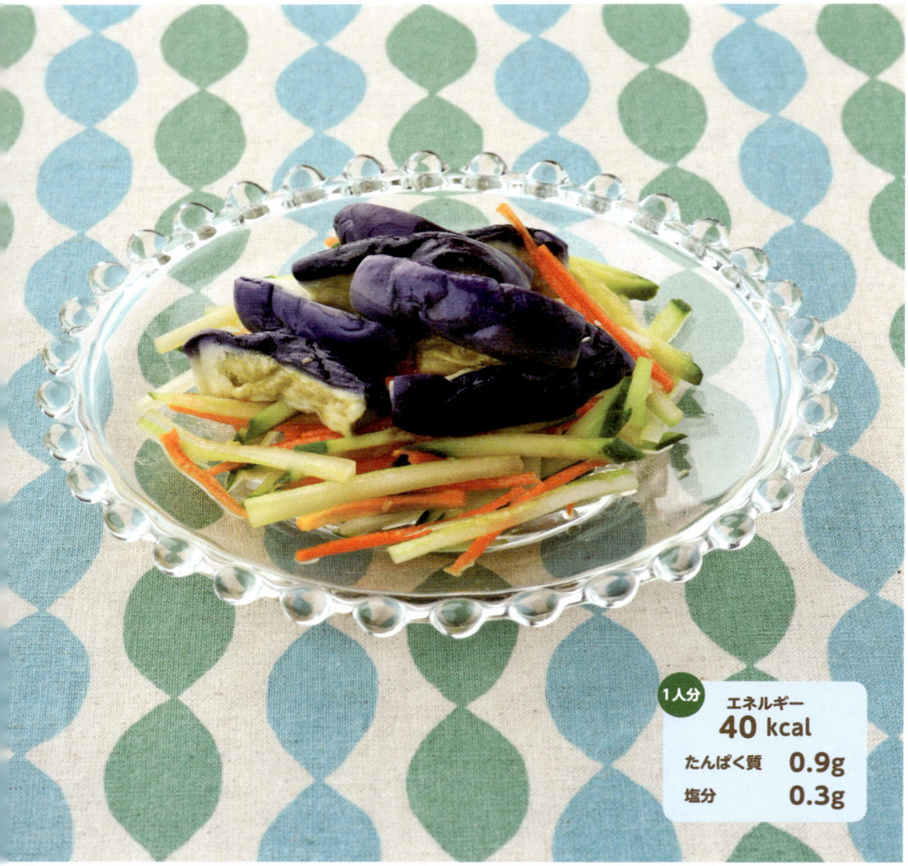

1人分
エネルギー 40 kcal
たんぱく質 0.9g
塩分 0.3g

材料（1人分）

なす	1/2本(40g)
にんじん	10g
きゅうり	10g
セロリ	10g
ⓐ 減塩しょうゆ	小さじ1/2(3g)
ⓐ しょうが	1g
ⓐ 塩	少量(0.1g)
ⓐ 粉からし	少量(0.1g)
ⓐ 砂糖	小さじ1/3(1g)
ⓐ ごま油	小さじ1/2(2g)
ⓐ 水	少量(0.2g)

作り方

1 なすは縦に8等分する。皮を上にして耐熱皿に並べ、ふんわりとラップをして電子レンジで1分弱加熱し、すぐにラップをはずしてさます。
2 にんじん、きゅうり、セロリはせん切りにする。
3 しょうがはすりおろし、ⓐを混ぜ合わせて2をあえる。
4 皿に3を盛り、1をのせる。

切り干し大根いため煮

副菜を差しかえ

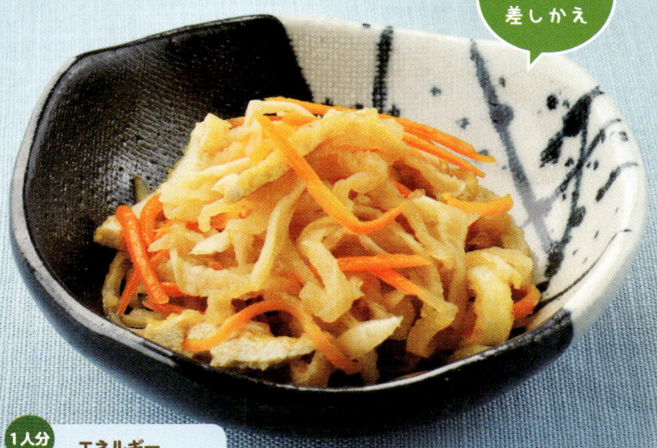

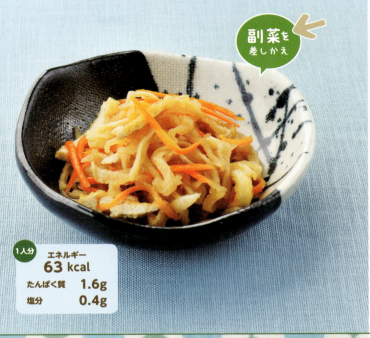

1人分
エネルギー 63 kcal
たんぱく質 1.6g
塩分 0.4g

乾物のうま味も手伝って、減塩でもしっかりとした味。

材料（4人分）

切り干し大根（乾）	32g
にんじん	1/4本(28g)
油揚げ	1枚(20g)
サラダ油	小さじ1(4g)
ⓐ砂糖	大さじ1弱(8g)
ⓐ減塩しょうゆ	小さじ2(12g)
ⓐ顆粒和風だし	小さじ1/4(0.8g)
ⓐ水	3/5カップ(120mℓ)

作り方

1 切り干し大根は水でもどし、長ければ切る。
2 にんじんはせん切り、油揚げは縦半分に切って細切りにする。
3 フライパンに油を熱して1、2をいため、ⓐを加えて水分がなくなるまでいため煮にする。

イエローサラダ

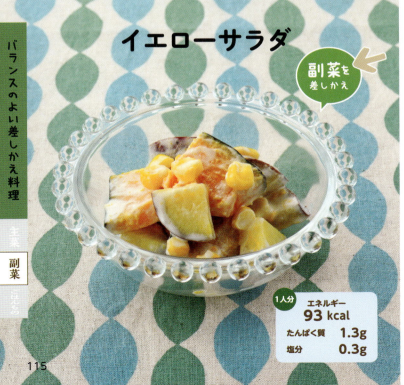

副菜を差しかえ

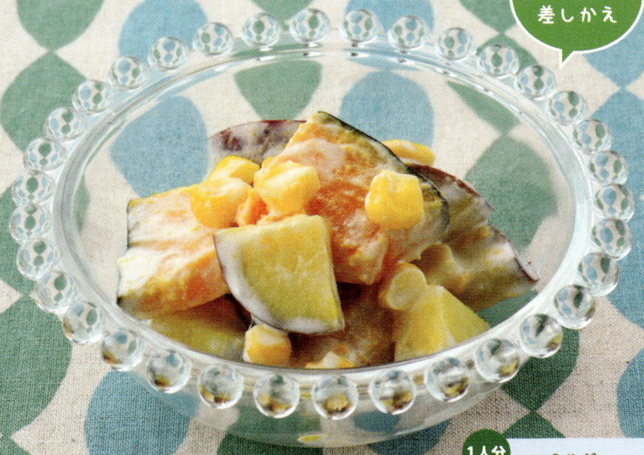

1人分
エネルギー 93 kcal
たんぱく質 1.3g
塩分 0.3g

黄色い食材3種、それぞれの色と甘さをいかしたサラダ。

材料（1人分）

冷凍かぼちゃ	約30g
さつま芋	20g
冷凍スイートコーン	大さじ1/2強(7g)
ⓐ塩	ミニスプーン1/6(0.2g)
ⓐこしょう	少量
ⓐマヨネーズ	小さじ1強(5g)
ⓐプレーンヨーグルト	小さじ1(5g)

作り方

1 かぼちゃ、さつま芋はいちょう切りにし、やわらかくゆでる。コーンはさっとゆでる。
2 ⓐを混ぜ合わせ、1をあえる。

副菜を差しかえ

和風ラタトゥイユ

にんにくとオリーブ油でいためてから和風の味つけをする、和洋折衷レシピ。野菜のうま味と甘さをいかした副菜です。

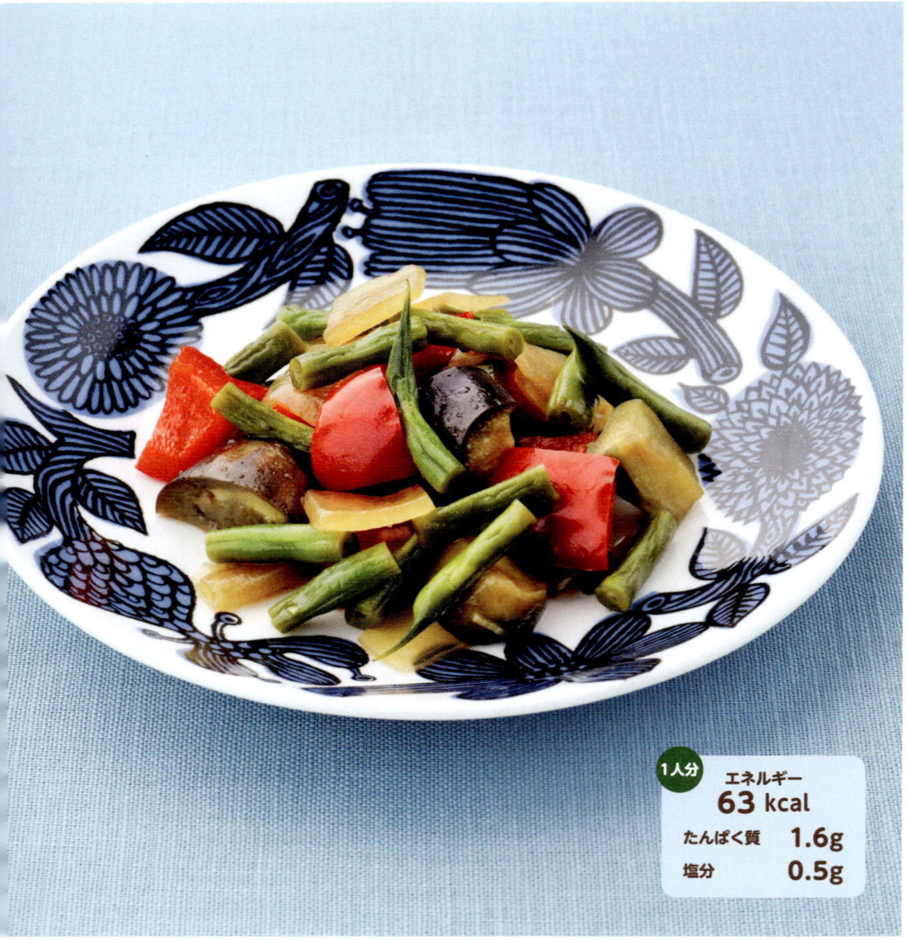

1人分	
エネルギー	63 kcal
たんぱく質	1.6g
塩分	0.5g

材料（1人分）

玉ねぎ	1/6個(30g)
なす	1/3本(20g)
赤パプリカ	1/6個(20g)
さやいんげん	3本(20g)
にんにくのみじん切り	少量(0.2g)
オリーブ油	小さじ1/2(2g)
ⓐ 砂糖	小さじ1強(3.5g)
ⓐ みりん	小さじ1/6(1g)
ⓐ 減塩しょうゆ	小さじ1(6g)

作り方

1 玉ねぎ、なす、赤パプリカは小さめの乱切りに、いんげんは2㎝長さに切る。

2 フライパンにオリーブ油とにんにくを入れて熱し、**1**をいためる。

3 野菜に火が通ったら、ⓐを加えて調味する。

青梗菜あんかけ

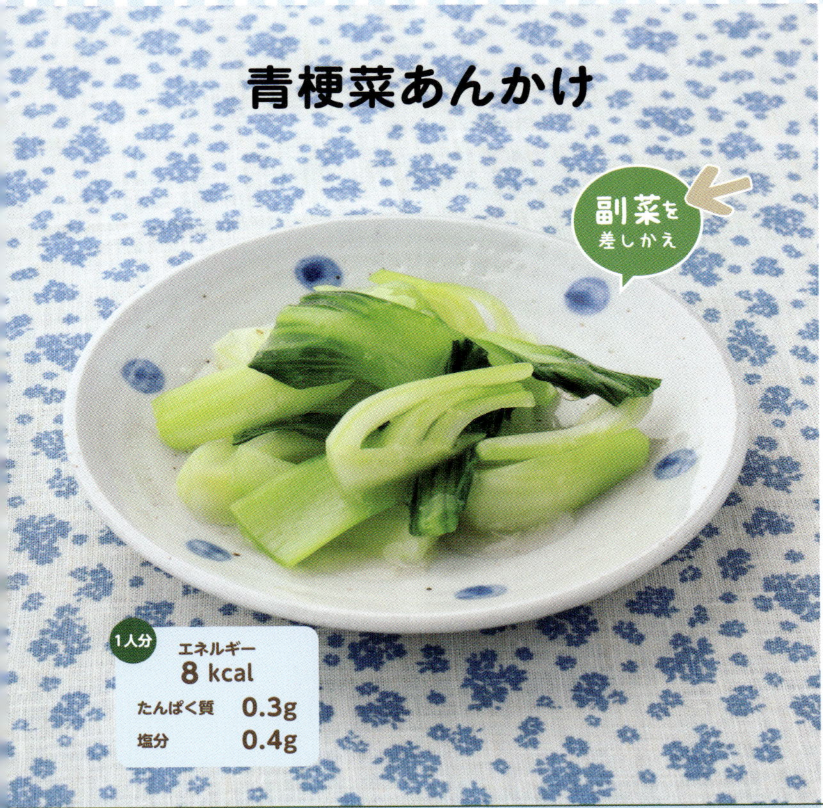

1人分
エネルギー 8 kcal
たんぱく質 0.3g
塩分 0.4g

あっさりとしたしょうがあんをかけてシンプルに。

材料（1人分）

青梗菜…2/3株(50g)

ⓐ
- しょうが…少量(0.5g)
- 顆粒鶏がらだし…ミニスプーン1/6(0.1g)
- 顆粒コンソメ…ミニスプーン1/6(0.1g)
- 塩…ミニスプーン1/4(0.3g)
- かたくり粉…小さじ1/3(1g)
- 水…1/5カップ(40mℓ)

作り方

1 青梗菜は葉と軸に切り分け、葉は3〜4cm長さに、軸は縦に8等分に切り、ともに下ゆでする。しょうがはすりおろす。

2 なべにⓐを入れて煮立て、あんを作る。

3 **1**の青梗菜を器に盛り、**2**のあんをかける。

トマトの甘酢あえ

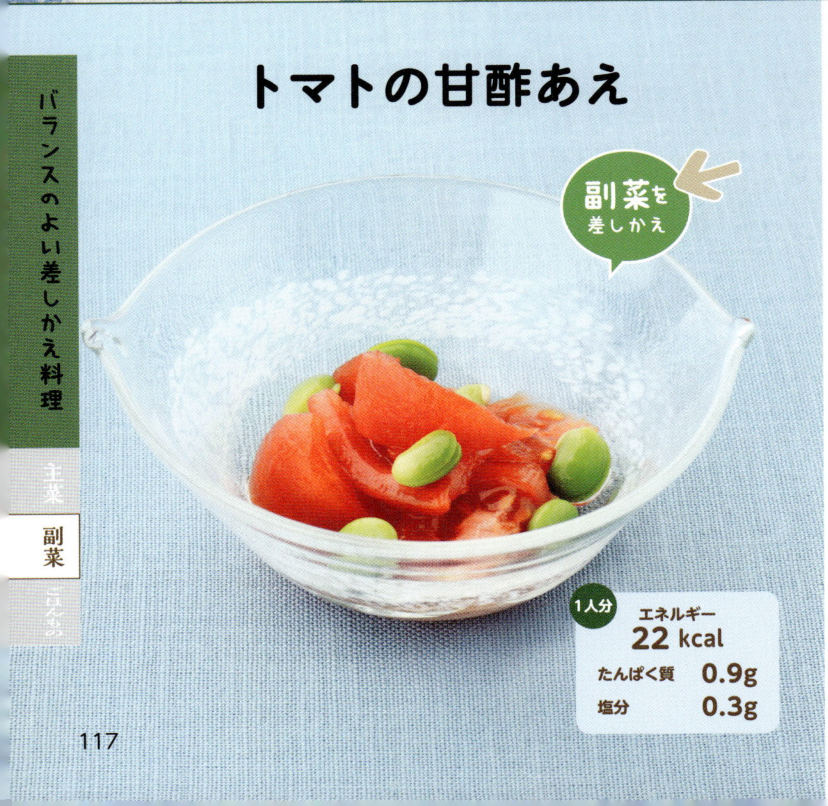

1人分
エネルギー 22 kcal
たんぱく質 0.9g
塩分 0.3g

トマトは皮をむくと味がなじみやすく、減塩できます。

材料（4人分）

トマト…小1個(200g)
冷凍枝豆…20g

ⓐ
- 砂糖…小さじ2(6g)
- 酢…小さじ2(10g)
- 塩…ミニスプーン1(1.2g)

作り方

1 トマトは熱湯に入れ、皮がめくれたらとり出し、皮をむいて2cm角に切る。枝豆はさっとゆでる。

2 ⓐを混ぜ合わせて**1**をあえる。

三色丼

そぼろは、味つけはあまり減塩せず、量を控えて調節したほうが満足できます。ごはんに、うすく味つけするのがポイント。

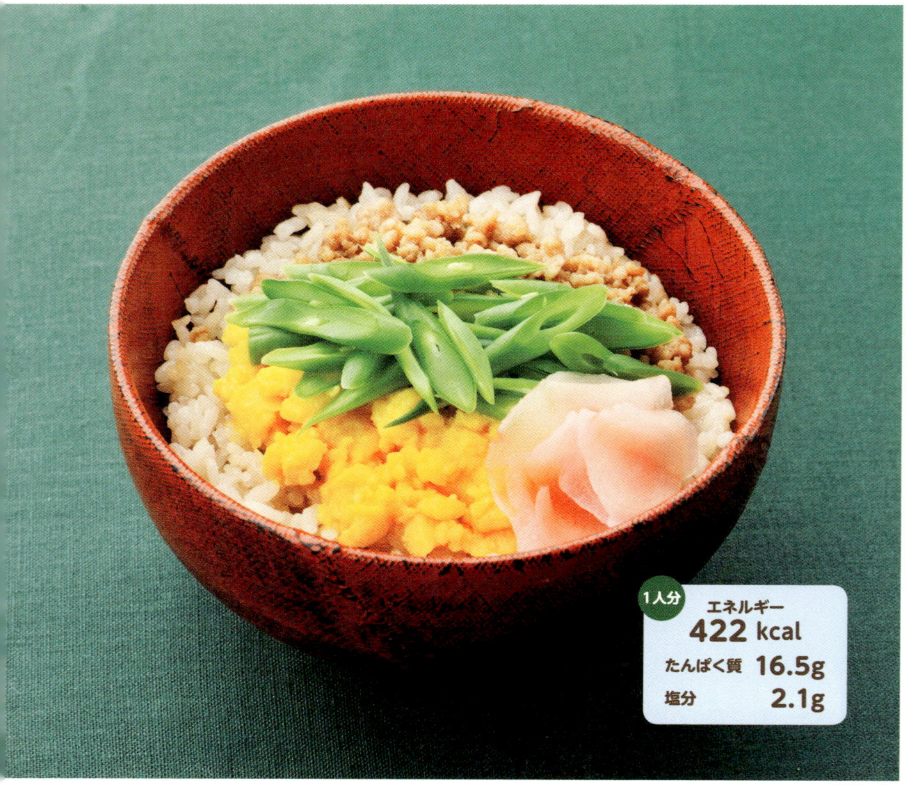
1人分
エネルギー 422 kcal
たんぱく質 16.5g
塩分 2.1g

材料（4人分）

米……280g
ⓐ
- みりん……小さじ2(12g)
- うす口しょうゆ……小さじ2(12g)
- 塩……ミニスプーン1 1/3(1.6g)
- 水……2カップ(400mℓ)

ⓑ
- とき卵……3個強分(160g)
- 砂糖……大さじ1弱(8g)
- 塩……ミニスプーン1 1/6(0.8g)

ⓒ
- 鶏ひき肉……160g
- 酒……小さじ4/5(4g)
- みりん……小さじ2/3(4g)
- 砂糖……小さじ1 1/3(4g)
- しょうゆ……大さじ4/5(16g)
- こしょう……少量(0.1g)

さやいんげん……8本(60g)
甘酢しょうが……24g

作り方

1 米は洗い、ⓐを入れて炊く。
2 ココット皿にⓑを入れて混ぜる。ラップをかけて電子レンジで2～3分加熱してとり出し、そぼろ状になるまで菜箸《さいばし》でかき混ぜる。
3 ⓒをなべに入れて火にかけ、混ぜながら水分がなくなるまで煮る。
4 いんげんはゆでて、斜め薄切りにする。
5 器に1を盛り、2、3、4をのせ、甘酢しょうがを添える。

ふきしょうがごはん

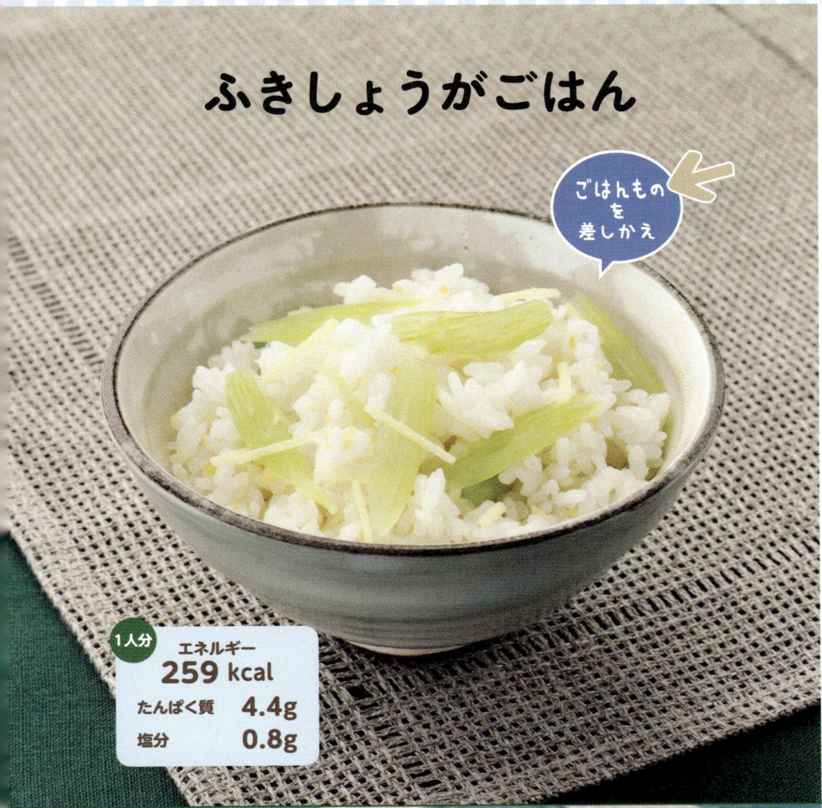

1人分
エネルギー **259 kcal**
たんぱく質 **4.4g**
塩分 **0.8g**

さわやかな香りが楽しめて、食物繊維もプラス。

材料（4人分）

- 米……280g
- 水……2カップ(400mℓ)
- しょうが……4かけ(60g)
- ⓐ こんぶ……約8cm×4cm(4g)
- ⓐ 塩……ミニスプーン2(2.8g)
- ⓐ 酒……大さじ1 1/5(18g)
- ふき水煮……40g

作り方

1. 米は洗って分量の水に20分浸す。
2. しょうがは半分をみじん切りに、残りの半分は針しょうがにする。
3. 炊飯器に、1、2のしょうがのみじん切り、ⓐを入れて炊く。
4. ふきは斜め薄切りにする。
5. 炊き上がったごはんに2の針しょうがと4のふきを混ぜる。

豆まめピラフ

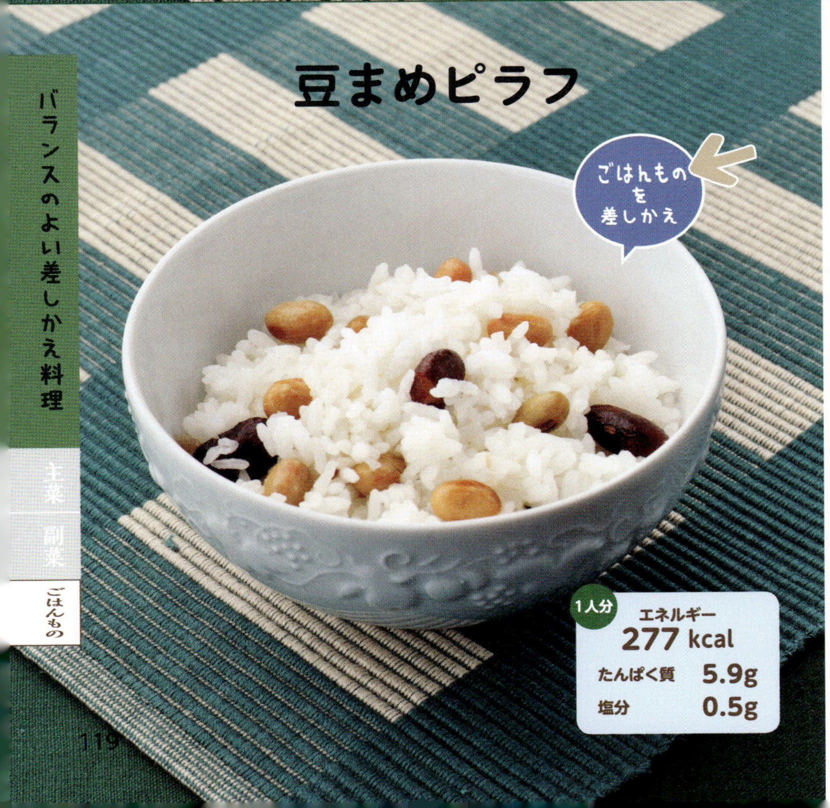

1人分
エネルギー **277 kcal**
たんぱく質 **5.9g**
塩分 **0.5g**

豆のほくほく感を楽しむ、シンプルな洋風炊き込みごはん。

材料（4人分）

- ミックスビーンズ水煮缶詰め……60g
- 米……280g
- 顆粒コンソメ……小さじ1/2強(1.6g)
- 塩……ミニスプーン1(1.2g)
- マーガリン……小さじ1/5(0.8g)
- 水……2カップ(400mℓ)

作り方

1. ミックスビーンズは汁けをきる。
2. 炊飯器にすべての材料を入れ、かために炊く。

一日献立 組み合わせ例

この本で紹介しているレシピを組みかえると、献立のバリエーションが広がります。

ステージ G1・G2

肉・魚・卵をバランスよく組み合わせましょう。

エネルギー1600kcal
たんぱく質70g前後
塩分10g以下

夕食

キャベツとキムチの豚ロール

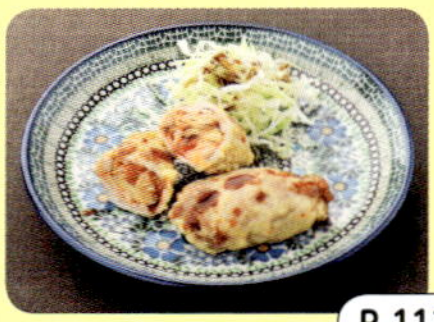

P.113

＋

中華おこわ

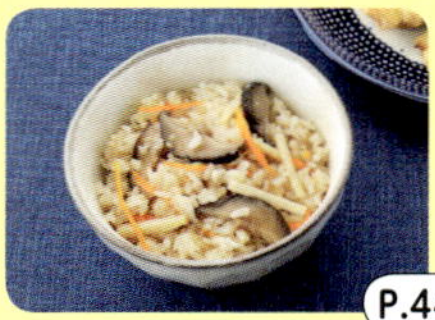

P.44

＋

トマトの甘酢あえ

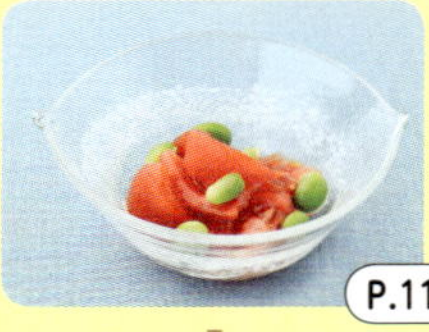

P.117

＋

フルーツ

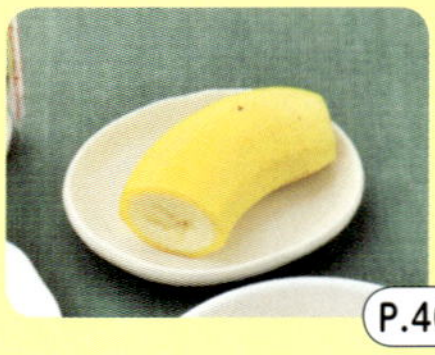

P.40

POINT!
ボリュームたっぷり
おなか満足メニュー！

エネルギー	たんぱく質	塩分
642kcal	20.2g	2.2g

昼食

サワラのカレーじょうゆ焼き

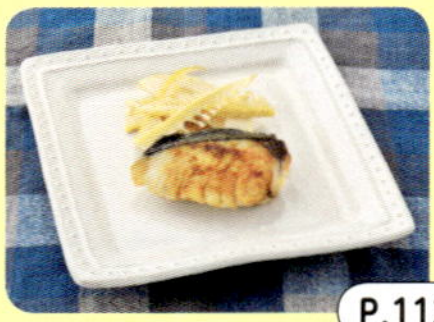

P.112

＋

季節野菜の洋風炊き合わせ

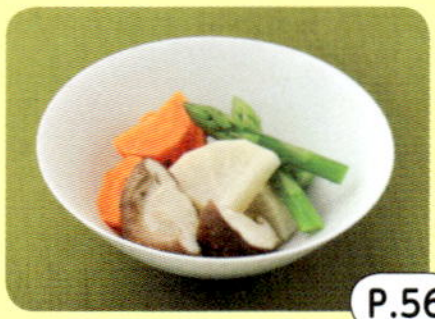

P.56

＋

イエローサラダ

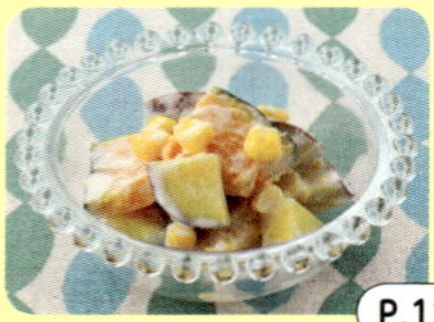

P.115

＋

ごはん

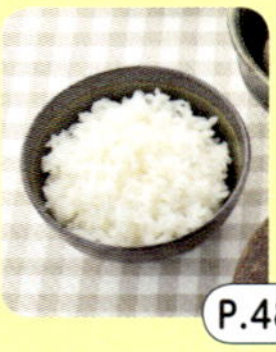

P.48

POINT!
お昼は魚で
定食風にアレンジ

エネルギー	たんぱく質	塩分
473kcal	15.9g	1.4g

朝食

鶏肉の柳川風

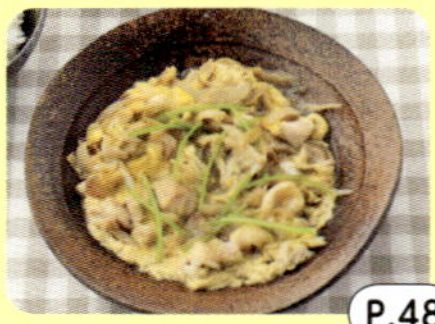

P.48

＋

ブロッコリーのからしあえ

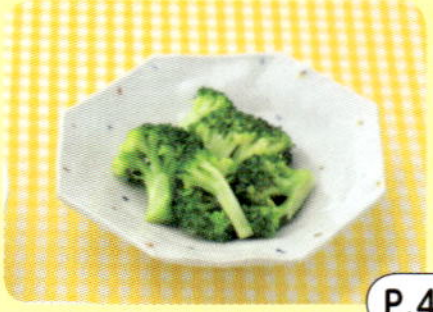

P.42

＋

ごはん＋ゆかり

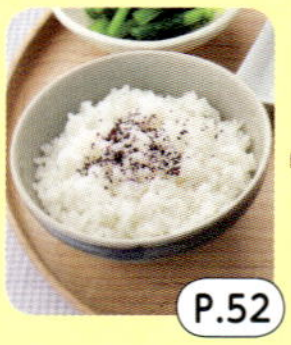

P.52

＋

キャベツのみそ汁

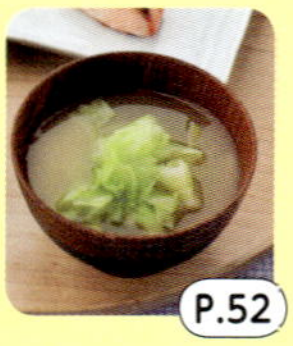

P.52

＋

ジョア マスカット

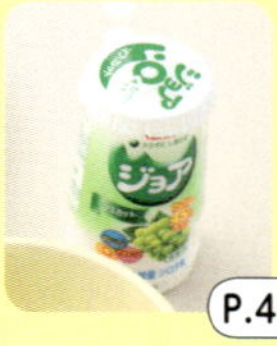

P.46

POINT!
朝から野菜をたっぷり食べる
ヘルシーメニュー

エネルギー	たんぱく質	塩分
541kcal	26.6g	3.9g

一日合計	エネルギー 1656kcal	たんぱく質 62.7g	塩分 7.5g

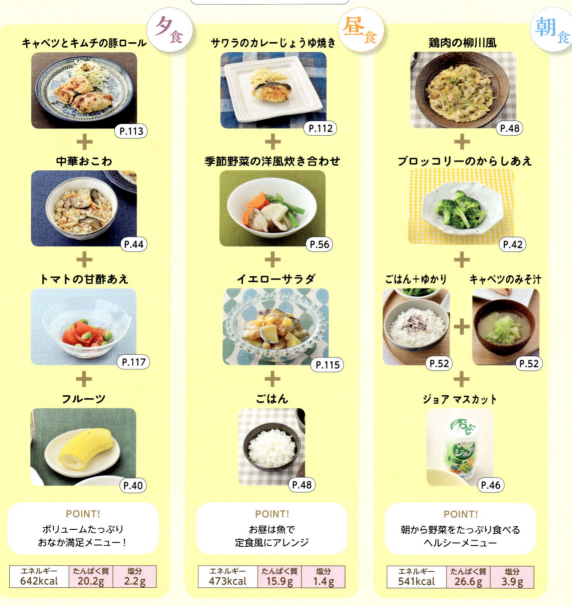

ステージ G3a

エネルギー 1600kcal
たんぱく質 60g前後
塩分 6g以下

塩分制限があるので、塩分は 1 食 2g を目安に。

夕食

鶏肉のポーピエット

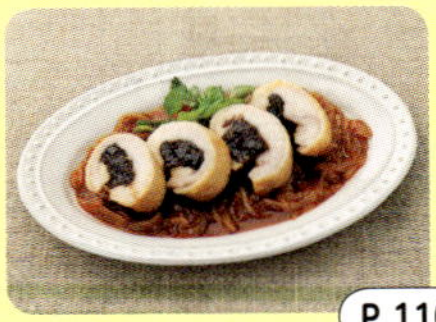

P.110

＋

豆まめピラフ

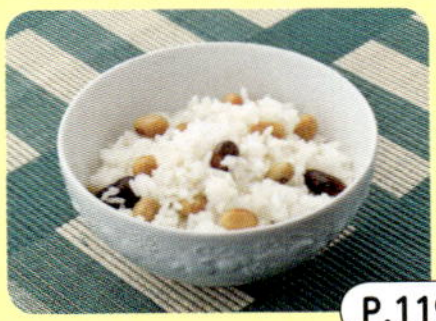

P.119

＋

カリフラワーのカレーピクルス

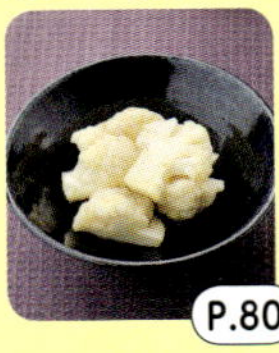

P.80

＋

フルーツポンチ

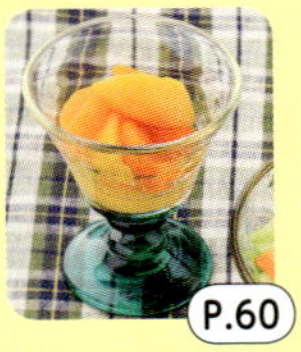

P.60

POINT!
洋食屋さんメニューで豪華に

エネルギー	たんぱく質	塩分
565kcal	18.8g	1.4g

昼食

三色丼

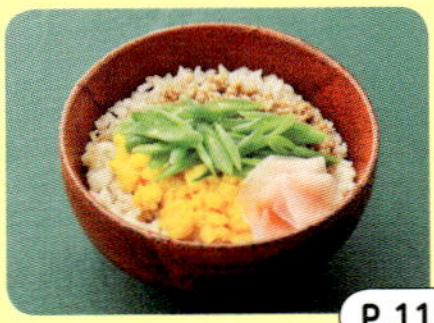

P.118

＋

紅白なます

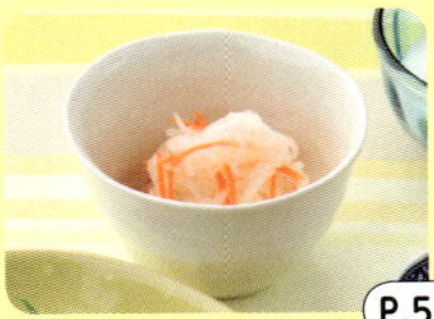

P.58

＋

かぼちゃの小倉煮

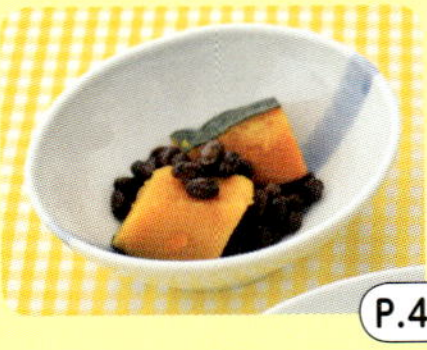

P.42

POINT!
お手軽どんぶりランチ

エネルギー	たんぱく質	塩分
548kcal	19.2g	2.4g

朝食

銀ザケ塩焼き
＋
はりはり漬け

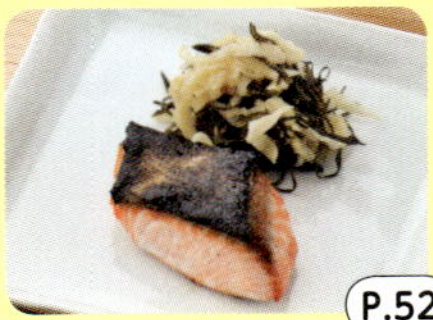

P.52

＋

和風ラタトゥイユ

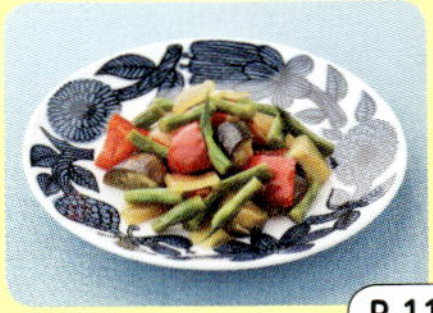

P.116

＋

ごはん

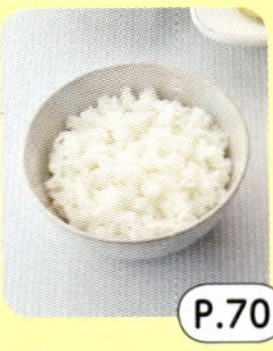

P.70

＋

しめじと油揚げのみそ汁（半量）

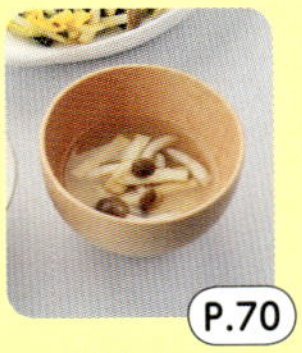

P.70

POINT!
和風ラタトゥイユは
和朝食にも◎

エネルギー	たんぱく質	塩分
446kcal	16.1g	2.2g

一日合計	エネルギー　1559kcal	たんぱく質　54.1g	塩分　6.0g

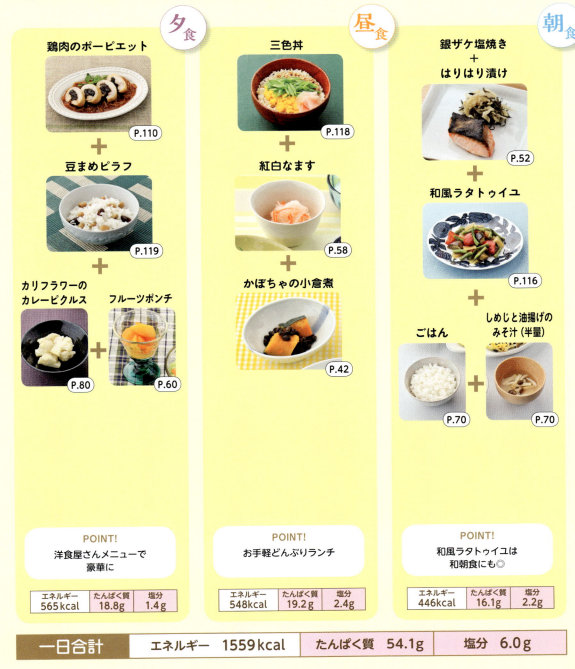

ステージ G3b

エネルギー 1600kcal
たんぱく質 40g前後
塩分 6g以下

たんぱく質制限と減塩が必要。低たんぱく質食品を上手にとり入れましょう。

夕食

すき焼き風

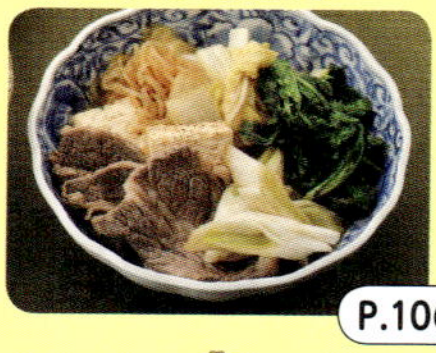

P.106

＋

ごはん

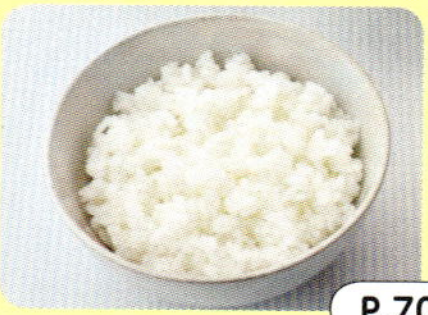

P.70

＋

こんぶ風味ピクルス

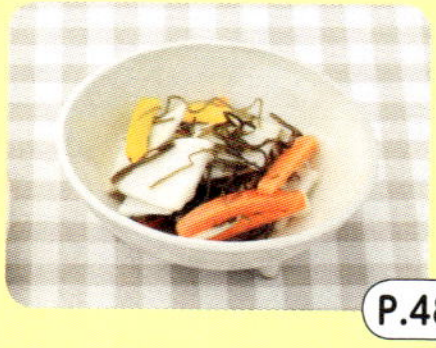

P.48

POINT!
すき焼き風に
さっぱり和風ピクルスが合う！

エネルギー	たんぱく質	塩分
475kcal	13.5g	1.7g

昼食

タイのポワレ　温野菜添え

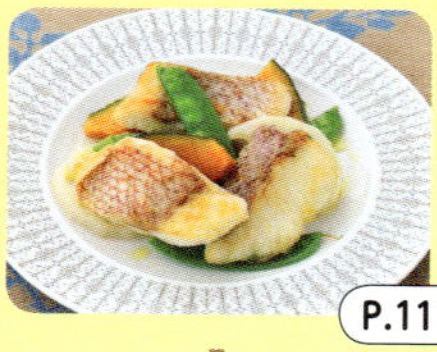

P.111

＋

カラフルサラダ

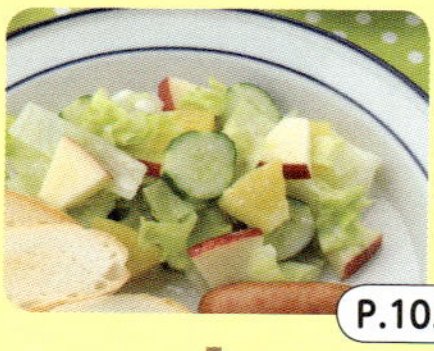

P.102

＋

低たんぱく質ごはん

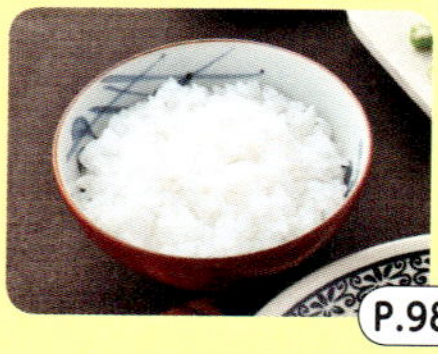

P.98

POINT!
低たんぱく質でもおなかが
満足する充実メニュー

エネルギー	たんぱく質	塩分
585kcal	16.4g	2.0g

朝食

カニかまコロコロサラダ

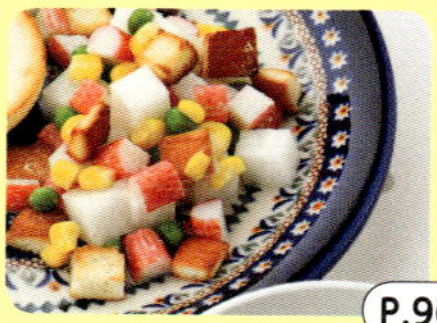

P.96

＋

カレー風味の野菜スープ

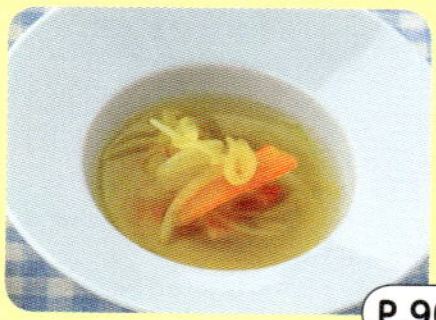

P.90

＋

低たんぱくパン＋マーガリン・マーマレード

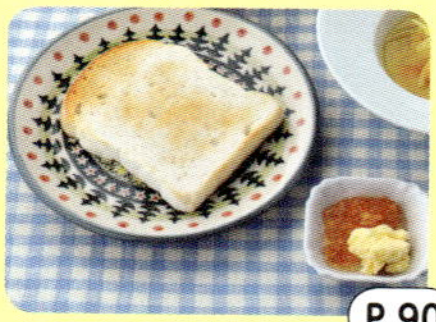

P.90

＋

一挙千菜 ピーチ

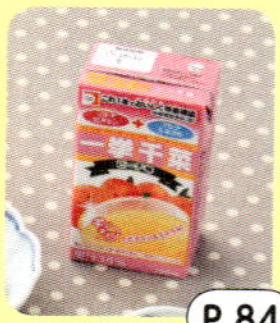

P.84

＋

フルーツ

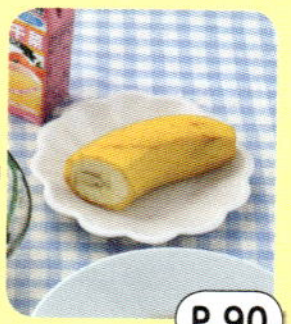

P.90

POINT!
パンにサラダをのせて
軽くトーストするのもおすすめ。

エネルギー	たんぱく質	塩分
544kcal	10.5g	1.8g

一日合計	エネルギー　1604kcal	たんぱく質　40.4g	塩分　5.5g

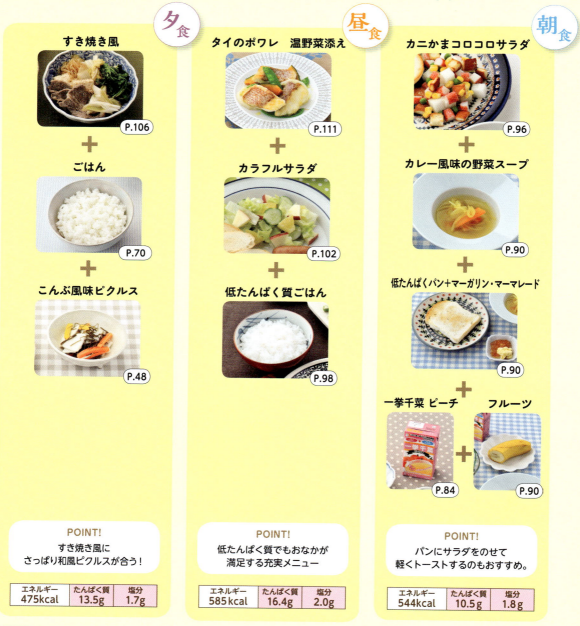

栄養成分値一覧

『日本食品標準成分表2010』（文部科学省）に基づいて算出しています。同書に記載のない食品は、それに近い食品（代用品）の数値で算出しました。1人分（1回分）あたりの成分値です。市販品は、メーカーから公表された成分値のみ合計しています。数値の合計の多少の相違は計算上の端数処理によるものです。

				掲載（ページ）	エネルギー（kcal）	たんぱく質（g）	脂質（g）	炭水化物（g）	カリウム（mg）	リン（mg）	食塩相当量（g）
ステージG1・G2	バランス食事献立①	朝食	地中海サラダ	40	130	8.8	8.0	5.7	256	134	0.8
			にんじんポタージュ	40	69	3.3	0.6	12.7	217	75	0.9
			バターロール	40	270	5.6	10.5	36.2	65	52	0.8
			フルーツ（バナナ）	40	43	0.6	0.1	11.3	180	14	0
			ジョア マスカット	40	50	3.9	0.1	9.1	192	119	0.1
			朝食合計		562	22.2	19.3	75.0	910	394	2.6
		昼食	冷やし中華	42	323	13.8	6.9	49.0	456	139	1.4
			かぼちゃの小倉煮	42	106	2.5	0.4	23.4	375	51	0.1
			ブロッコリーのからしあえ	42	20	2.5	0.4	2.9	188	52	0.2
			昼食合計		449	18.8	7.7	75.3	1019	242	1.7
		夕食	カジキの中国風フリッター	44	276	13.5	14.3	20.7	589	202	0.8
			中華おこわ	44	266	5.0	1.0	57.3	127	82	0.9
			もやしときゅうりのナムル	44	33	1.4	2.0	2.7	98	27	0.4
			ザーサイ	44	8	0.1	0.5	0.9	11	7	0.4
			夕食合計		583	20	17.8	81.6	825	318	2.5
			一日合計		**1594**	**61.0**	**44.8**	**231.9**	**2754**	**954**	**6.8**
	バランス食事献立②	朝食	チリコンカン	46	145	12.3	6.4	10.0	209	160	1.3
			イタリアンサラダ	46	61	0.8	3.6	6.6	209	29	0.4
			野菜スープ	46	12	0.4	0	2.7	94	14	1.0
			トースト	46	290	6.5	10.8	39.3	70	55	0.9
			ジョア マスカット	46	50	3.9	0.1	9.1	192	119	0.1
			朝食合計		558	23.9	20.9	67.7	774	377	3.7
		昼食	鶏肉の柳川風	48	196	13.9	11.1	7.5	328	181	1.5
			里芋の炊き合わせ	48	51	1.6	0.1	11.6	232	42	0.4
			こんぶ風味ピクルス	48	21	0.4	0	5.1	267	16	0.4
			わかめの天ぷら	48	72	0.9	5.2	5.7	26	11	0.7
			ごはん	48	239	4.1	0.6	51.7	59	64	0
			昼食合計		579	20.9	17.0	81.6	912	314	3.0
		夕食	麻婆豆腐	50	144	9.2	6.4	11.4	293	142	1.9
			イカと焼き野菜ラー油かけ	50	66	5.0	2.4	6.6	216	88	0.5
			いんげんのごまあえ	50	20	1.1	0.5	3.4	116	25	0.3
			中華漬け	50	26	0.6	1.6	2.5	100	18	0.5
			ごはん	50	239	4.1	0.6	51.7	59	64	0
			夕食合計		495	20.0	11.5	75.6	784	337	3.2
			一日合計		**1632**	**64.8**	**49.4**	**224.9**	**2470**	**1028**	**9.9**
		朝食	銀ザケ塩焼き	52	82	7.8	5.1	0.1	141	116	0.6
			キャベツのみそ汁	52	32	2.0	0.8	4.7	139	31	1.4
			小松菜のお浸し	52	8	0.9	0.1	1.4	256	25	0.2
			はりはり漬け	52	29	0.6	0	7.2	250	17	0.4
			ごはん	52	239	4.1	0.6	51.7	59	64	0
			ゆかり	52	4	0.2	0.1	0.7	3	1	0.7

				掲載（ページ）	エネルギー（kcal）	たんぱく質（g）	脂質（g）	炭水化物（g）	カリウム（mg）	リン（mg）	食塩相当量（g）
ステージG1・G2	バランス食事献立③	朝食	ヨーグルト	52	83	3.6	3.0	13.9	180	102	0.1
			朝食合計		477	19.2	9.7	79.7	1028	356	3.4
		昼食	スパイシードライカレー	54	510	17.4	13.2	78.0	617	241	2.6
			コールスロー	54	26	1.0	0.3	5.0	128	23	0.4
			漬物	54	23	0.1	0	5.8	16	3	0.5
			紅茶	54	2	0.1	0	0.3	12	3	0
			昼食合計		561	18.6	13.5	89.1	773	270	3.5
		夕食	大豆入り焼きコロッケ	56	145	8.3	5.5	15.8	262	102	0.9
			ささ身ピカタ	56	83	10.3	3.5	1.5	179	102	0.3
			小松菜の白あえ	56	53	2.9	3.2	4.1	219	62	0.4
			季節野菜の洋風炊き合わせ	56	23	1.3	0.1	5.0	235	37	0.7
			雑穀ごはん	56	238	4.4	1.1	51.0	69	73	0.5
			夕食合計		542	27.2	13.4	77.4	964	376	2.8
			一日合計		**1580**	**65.0**	**36.6**	**246.2**	**2765**	**1002**	**9.7**
ステージG3a	ゆるやかたんぱく質制限・減塩食事献立①	朝食	絹さやと油揚げの卵とじ	58	114	6.6	6.4	6.8	126	99	0.8
			いんげんのしょうがじょうゆあえ	58	13	1.0	0.1	2.8	137	23	0.3
			紅白なます	58	20	0.2	0.1	4.7	129	10	0.2
			里芋のみそ汁（汁半量）	58	41	1.7	0.4	7.7	159	31	0.7
			ごはん	58	239	4.1	0.6	51.7	59	64	0
			ヨーグルト	58	83	3.6	3.0	13.6	180	102	0.1
			朝食合計		510	17.2	10.6	87.3	790	329	2.1
		昼食	サンドイッチ	60	431	13.6	20.9	45.0	260	162	1.2
			卵サラダ	60	121	3.8	10.3	3.4	202	68	0.3
			フルーツポンチ	60	67	0.4	0	16.2	70	8	0
			紅茶	60	2	0.1	0	0.3	12	3	0
			昼食合計		621	17.9	31.2	64.9	544	241	1.5
		夕食	和風エスカベーシュ	62	108	13.0	2.7	7.1	371	189	1.1
			かぼちゃの含め煮	62	101	2.1	0.3	21.9	424	39	0.4
			ほうれん草のピーナッツあえ	62	44	2.8	2.1	4.1	151	43	0.4
			ごはん	62	239	4.1	0.6	51.7	59	64	0
			夕食合計		492	22.0	5.7	84.8	1005	335	1.9
			一日合計		**1623**	**57.1**	**47.5**	**237.0**	**2339**	**905**	**5.5**
	ゆるやかたんぱく質制限・減塩食事献立②	朝食	丸ごとポテト	64	172	6.7	7.5	19.4	486	95	0.9
			ブロッコリーとコーンのソテー	64	29	1.6	1.4	3.5	134	35	0.2
			かぶのスープ（スープ半量）	64	5	0.2	0	1.1	60	7	0.4
			バターロール	64	270	5.6	10.5	36.2	65	52	0.8
			ジョア マスカット	64	50	3.9	0.1	9.1	192	119	0.1
			朝食合計		526	18.0	19.5	69.3	937	308	2.4
		昼食	タッカルビ	66	198	11.1	12.5	8.6	337	120	0.8
			大根のピリ辛田楽	66	46	1.1	0.4	10.2	232	24	0.4
			のりとしょうがのスープ（スープ半量）	66	2	0.2	0	0.4	10	4	0.5
			らっきょう漬け	66	9	0	0	2.4	1	1	0.2
			ごはん	66	239	4.1	0.6	51.7	59	64	0
			昼食合計		494	16.5	13.5	73.3	639	213	1.9

				掲載（ページ）	エネルギー (kcal)	たんぱく質 (g)	脂質 (g)	炭水化物 (g)	カリウム (mg)	リン (mg)	食塩相当量 (g)
ステージG3a		夕食	サワラのみそ煮	68	168	15.0	7.3	8.7	388	168	0.6
			鶏肉と里芋の梅酒煮	68	127	5.1	4.5	15.2	310	69	0.5
			切り干し大根とハムの酢の物	68	38	1.5	0.9	6.1	206	26	0.4
			ごはん	68	239	4.1	0.6	51.7	59	64	0
			夕食合計		572	25.7	13.3	81.7	963	327	1.5
			一日合計		**1592**	**60.2**	**46.3**	**224.3**	**2539**	**848**	**5.8**
	ゆるやかたんぱく質制限・減塩食事献立③	朝食	卵とわかめのいため物	70	71	4.6	4.2	3.6	132	78	0.6
			にんじんごまみそあえ	70	33	1.0	1.3	4.8	100	23	0.5
			グリーンサラダ	70	25	2.6	0.5	3.8	221	48	0.5
			しめじと油揚げのみそ汁（汁半量）	70	33	2.0	2.2	1.9	64	32	0.7
			ごはん	70	239	4.1	0.6	51.7	59	64	0
			ヨーグルト	70	89	3.7	3.0	11.5	181	102	0.1
			朝食合計		490	18.0	11.8	77.3	757	347	2.4
		昼食	サラダうどん	72	462	19.0	14.3	59.7	448	217	2.0
			オクラのごまあえ	72	34	1.7	1.2	5.4	147	40	0.2
			お茶ゼリー	72	37	0.1	0	9.9	15	1	0
			昼食合計		533	20.8	15.5	75.0	610	258	2.2
		夕食	かじきのソテー 中国風あえ野菜添え	74	178	12.0	9.1	10.5	445	169	0.5
			じゃが芋あんかけ煮	74	89	2.0	0.1	19.7	373	39	0.5
			はるさめの中国風いため	74	93	2.1	4.5	10.6	55	35	0.3
			雑穀ごはん	74	249	4.5	1.1	52.4	68	76	0
			夕食合計		609	20.6	14.8	93.2	941	319	1.3
			一日合計		**1632**	**59.4**	**42.1**	**245.5**	**2308**	**924**	**5.9**
	ゆるやかたんぱく質制限・減塩食事献立④	朝食	スペイン風オムレツ	76	133	7.0	8.3	6.5	239	114	0.7
			カラフルピクルス	76	22	0.4	0	4.7	109	11	0.3
			ミネストローネ（スープ半量）	76	6	0.3	0	1.3	41	7	0.4
			バターロール	76	248	5.6	4.0	45.8	67	51	0.6
			ジョア マスカット	76	50	3.9	0.1	9.1	192	119	0.1
			朝食合計		459	17.2	12.4	67.4	648	302	2.1
		昼食	サンマの甘酢あんかけ 夏野菜添え	78	297	12.6	17.9	18.7	422	148	1.1
			いんげんとにんじんのナムル	78	31	0.8	2.0	3.1	133	19	0.2
			金時煮豆	78	78	2.5	0.3	16.4	188	50	0.2
			焼きなす	78	13	0.8	0.1	3.0	123	20	0.4
			ごはん	78	239	4.1	0.6	51.7	59	64	0
			大豆ふりかけ	78	11	0.7	0.6	0.9	30	14	0.1
			昼食合計		669	21.5	21.5	93.8	955	315	2.0
		夕食	鶏肉のケチャップ煮	80	203	12.5	12.7	8.6	404	144	1.1
			和風サラダ	80	50	1.4	2.8	5.7	128	29	0.4
			カリフラワーのカレーピクルス	80	15	1.2	0	3.1	166	27	0.2
			ごはん	80	239	4.1	0.6	51.7	59	64	0
			フルーツ（オレンジ）	80	20	0.5	0.1	4.9	70	12	0
			夕食合計		527	19.7	16.2	74.0	827	276	1.7
			一日合計		**1655**	**58.4**	**50.1**	**235.2**	**2430**	**893**	**5.8**

ステージ	献立	区分	料理名	掲載（ページ）	エネルギー (kcal)	たんぱく質 (g)	脂質 (g)	炭水化物 (g)	カリウム (mg)	リン (mg)	食塩相当量 (g)
ステージG3b	たんぱく質制限・減塩食事献立①	朝食	お麩の卵とじ	84	99	6.6	3.3	9.9	130	76	0.4
			スナップえんどうのごまあえ	84	28	1.6	0.5	5.4	77	31	0.2
			きゅうりの梅肉あえ	84	35	0.4	2.8	2.1	86	16	0.6
			大根のみそ汁（汁半量）	84	19	1.0	0.4	2.9	115	17	0.7
			低たんぱく質ごはん	84	272	0.2	0.6	65.4	2	16	0
			一挙千菜 ピーチ	84	64	0.3	0.1	15.5	33	12	0.2
			朝食合計		517	10.1	7.7	101.2	443	168	2.1
		昼食	クロワッサンサンド	86	484	7.6	37.5	28.8	126	87	1.7
			彩り野菜サラダ	86	68	1.7	3.3	8.5	237	30	0.5
			紅茶	86	2	0.1	0	0.3	12	3	0
			昼食合計		554	9.4	40.8	37.6	375	120	2.2
		夕食	ニコニコミートローフ	88	218	15.3	7.7	20.9	561	183	0.9
			夏野菜サラダ	88	57	1.5	2.9	6.5	242	43	0.3
			にんじんとブロッコリーのコンソメ煮	88	19	1.1	0.1	3.9	154	25	0.3
			低たんぱく質ごはん	88	272	0.2	0.6	65.4	2	16	0
			夕食合計		566	18.1	11.3	96.7	959	267	1.5
			一日合計		**1637**	**37.6**	**59.8**	**235.5**	**1777**	**555**	**5.8**
	たんぱく質制限・減塩食事献立②	朝食	ツナ入りミモザサラダ	90	136	9.9	8.0	6.7	320	159	0.7
			カレー風味の野菜スープ（スープ半量）	90	9	0.2	0	2.0	38	7	0.4
			低たんぱく質パン	90	245	0.2	9.8	39.7	20	16	0.3
			フルーツ（バナナ）	90	43	0.6	0.1	11.3	180	14	0
			一挙千菜 ピーチ	90	64	0.3	0.1	15.5	33	12	0.2
			朝食合計		497	11.2	18.0	75.2	591	208	1.6
		昼食	鶏つくね	92	137	6.0	7.0	12.3	164	48	0.4
			じゃが芋のごま煮	92	95	2.4	2.8	15.6	319	61	0
			青梗菜としいたけのからしあえ	92	10	1.0	0.1	1.9	159	28	0.4
			低たんぱく質ごはん	92	272	0.2	0.6	65.4	2	16	0
			穀物ふりかけ	92	10	0.3	0.3	1.6	7	16	0.2
			昼食合計		524	9.9	10.8	96.8	651	169	1.0
		夕食	アジの立田揚げ	94	207	14.9	10.5	10.4	302	175	0.9
			キャベツとカニかまの酢の物	94	32	1.2	0.1	7.1	117	19	0.4
			卯の花	94	68	2.8	2.4	9.1	196	50	0.5
			低たんぱく質ごはん	94	272	0.2	0.6	65.4	2	16	0
			せん切りたくあん	94	2	0.1	0	0.4	23	2	0.2
			夕食合計		581	19.2	13.6	92.4	640	262	2.0
			一日合計		**1602**	**40.3**	**42.4**	**264.4**	**1882**	**639**	**4.6**
			カニかまコロコロサラダ	96	183	9.2	11.6	9.1	274	126	0.9
			まいたけのスープ（スープ半量）	96	6	1.1	0.2	1.0	100	40	0.4
			低たんぱく質パン	96	242	0.2	9.8	39.0	15	15	0.3
			一挙千菜 アップル	96	64	0.3	0	15.8	26	10	0.2
			朝食合計		495	10.8	21.6	64.9	415	191	1.8
			和風おろしハンバーグ	98	113	10.7	3.9	8.0	322	123	0.8
			りんご酢のピクルス	98	11	0.3	0	2.6	63	11	0.2
			アスパラのしょうゆマヨあえ	98	29	0.9	2.4	1.4	86	21	0.2

			料理名	掲載（ページ）	エネルギー（kcal）	たんぱく質（g）	脂質（g）	炭水化物（g）	カリウム（mg）	リン（mg）	食塩相当量（g）
ステージG3b	たんぱく質制限・減塩食事献立③		低たんぱく質ごはん	98	272	0.2	0.6	65.4	2	16	0
			大豆ふりかけ	98	11	0.7	0.6	0.9	30	14	0.1
			フルーツ（バナナ）	98	43	0.6	0.1	11.3	180	14	0
			昼食合計		479	13.4	7.6	89.6	683	199	1.3
			イカのから揚げ 野菜添え	100	198	11.6	11.8	9.6	374	191	0.7
			里芋の中国風いため煮	100	94	3.5	3.5	12.5	281	52	0.4
			ワンタンスープ（スープ半量）	100	23	0.9	0.7	3.1	20	10	0.3
			低たんぱく質ごはん	100	272	0.2	0.6	65.4	2	16	0
			ザーサイ	100	8	0.1	0.5	0.9	11	7	0.4
			夕食合計		595	16.3	17.1	91.5	688	276	1.8
			一日合計		**1569**	**40.5**	**46.3**	**246.0**	**1786**	**666**	**4.9**
	たんぱく質制限・減塩食事献立④		ボイルウィンナー	102	101	4.1	8.6	2.1	73	59	0.7
			カラフルサラダ	102	32	0.5	0	7.4	130	16	0.3
			低たんぱく質パン	102	221	1.9	11.8	20.7	33	18	0.3
			紅茶	102	4	0.2	0	0.6	24	5	0
			ヤクルト	102	50	0.8	0.1	11.5	39	23	0
			朝食合計		408	7.5	20.5	42.3	299	121	1.3
			タラのムニエル にんじんソース	104	131	11.9	5.7	7.1	259	178	0.9
			ポテトサラダ	104	136	1.5	9.1	12.5	293	38	0.5
			低たんぱく質ごはん	104	272	0.2	0.6	65.4	2	16	0
			味つけのり	104	2	0.4	0	0.4	24	7	0
			利休くず	104	100	0.7	0.4	23.9	167	15	0
			昼食合計		641	14.7	15.8	109.3	748	254	1.4
			すきやき風	106	215	9.0	14.7	12.1	569	120	1.3
			かぶのゆず風味	106	13	0.4	0.1	2.9	170	17	0.5
			レンジ蒸しかぼちゃのきな粉かけ	106	40	1.2	0.3	8.5	199	22	0.2
			低たんぱく質ごはん	106	272	0.2	0.6	65.4	2	16	0
			フルーツ（バナナ）	106	86	1.1	0.2	22.5	360	27	0
			夕食合計		626	11.9	15.9	111.4	1300	202	2.0
			一日合計		**1675**	**34.1**	**52.2**	**263.0**	**2347**	**577**	**4.7**
バランスのよい差しかえ料理	主菜		鶏肉のポーピエット	110	206	11.3	9.8	18.4	371	128	0.7
			タイのポワレ 温野菜添え	111	281	15.7	16.2	16.6	559	206	1.7
			サワラのカレーじょうゆ焼き	112	118	9.2	6.7	4.4	306	103	0.4
			キャベツとキムチの豚ロール	113	311	13.7	22.2	11.4	351	142	1.0
	副菜		中国風なすサラダ	114	40	0.9	2.0	4.9	194	23	0.3
			切り干し大根いため煮	115	63	1.6	2.7	8.5	292	31	0.4
			イエローサラダ	115	93	1.3	4.2	13.1	238	34	0.3
			和風ラタトゥイユ	116	63	1.6	2.0	10.6	212	28	0.5
			青梗菜あんかけ	117	8	0.3	0.1	1.8	131	14	0.4
			トマトの甘酢あえ	117	22	0.9	0.3	3.9	109	19	0.3
	ごはんもの		三色丼	118	422	16.5	10.3	61.3	289	219	2.1
			ふきしょうがごはん	119	259	4.4	0.6	55.3	127	73	0.8
			豆まめピラフ	119	277	5.9	1.9	56.7	123	89	0.5

STAFF

料理作成●検見﨑聡美
カバー・表紙・大扉デザイン●鈴木住枝（Concent,Inc.）
カバーイラスト●カワチ・レン
本文デザイン●川島梓（will）
DTP●小林真美、新井麻衣子（will）
撮影●向村春樹（will）
スタイリング●片岡弘子（will）
イラスト●カワチ・レン、やまおかゆか
編集●片岡弘子、清水理絵、赤星智子、滝沢奈美（will）
校正●村井みちよ

食事療法はじめの一歩シリーズ

ゆるい制限で、無理なく続ける

腎臓病の満足ごはん

2015年11月10日　初版第1刷発行
2018年　4月18日　初版第2刷発行
2023年　6月30日　初版第3刷発行

著者■菅野義彦、榎本眞理
発行者■香川明夫
発行所■女子栄養大学出版部

〒170-8481　東京都豊島区駒込3-24-3
電話■03-3918-5411（営業）
　　　03-3918-5301（編集）
ホームページ■https://eiyo21.com/
振替■00160-3-84647
印刷所■凸版印刷株式会社

ISBN978-4-7895-1878-9

著者プロフィール

■ 病態監修
菅野義彦（かんの・よしひこ）
医学博士。東京医科大学腎臓内科学分野主任教授、同病院副院長、同病院栄養管理科部長。日本内科学会総合内科専門医・指導医、日本腎臓学会認定専門医・指導医。日本臨床栄養学会理事長、日本病態栄養学会監事。1991年慶應義塾大学医学部卒業、同大学院医学研究科卒業。米国留学後、埼玉社会保険病院腎センター、埼玉医科大学腎臓内科、慶應義塾大学医学部血液浄化・透析センターを経て、現職。高血圧、腎臓病、血液浄化療法を専門とする。おもな著書に『透析の話をする・聞く前に読む本』（文光堂）、『おかずレパートリー腎臓病』『透析・腎移植の安心ごはん』（ともに女子栄養大学出版部）、『腎臓専門医が教える腎機能を守るコツ』（同文書院）など。

■ 栄養指導・献立
榎本眞理（えのもと・まり）
管理栄養士。元東京医科大学病院栄養管理科科長。1990年女子栄養大学大学院卒業後、癌研究会付属病院、北青山病院、杏雲堂病院、東京医科大学病院で栄養指導に従事。患者の人格や価値観を尊重した実践しやすい栄養指導が好評。病院食が栄養指導の生きた教材となり、栄養管理、NSTの優れた治療媒体となるよう、一体化に取り組む。退職後、愛知学院大学心身科学部健康栄養学科 臨床栄養学教授を務める。日本病態栄養学会、日本臨床栄養代謝学会、ヨーロッパ臨床栄養代謝学会会員。共著に『おかずレパートリー腎臓病』『透析・腎移植の安心ごはん』（ともに女子栄養大学出版部）など。